患者さんとその家族のための

糖 尿 病
治療の手びき
2023

―― 改訂第58版増補 ――

日本糖尿病学会　編・著

日本糖尿病協会・南江堂

はじめに

　紀元前 1550 年頃、エジプトのナイル川流域にあるルクソール（テベス）の墓のなかから発見された古文書（パピルス）に糖尿病の最古の記載があります。糖尿病は人類をもっとも長く悩ませた病気であり、また、原因のわからない不思議な病気と考えられてきました。

　1921 年、トロント大学でバンティング博士と医学生のベストは、膵臓から抽出した物質（インスリン）を膵臓摘出した糖尿病のイヌに投与することで血糖値が下がることを証明し、インスリンが治療に使われるようになり、近代的糖尿病治療の幕開けとなりました。

　現在では、糖尿病をもって社会生活をおくる人たちは世界的にみても増加の一途をたどり、2045 年には世界で 7 億人にもなるともいわれています。日本においても糖尿病もしくはその可能性のある人は 5〜6 人に 1 人といわれています。糖尿病が直接の死因になることはまれですが、眼や腎臓や動脈に現れる合併症を完全に防ぐことは容易ではありません。とくに糖尿病は血管病ともいわれ、動脈硬化の進行による心筋梗塞や脳血管障害、下肢血管障害など多彩で重篤な血管障害をもたらすこともあります。また、フレイルや認知症などの老年症候群との合併も増加しています。

　血糖管理の指標として、HbA1c が広く用いられており、新たに診断基準に取り入れられました。日本糖尿病学会は 2013 年に熊本宣言として、合併症予防のための血糖コントロール目標として HbA1c 7.0％未満とすることを提唱しました。2016 年の日本老年医学会との合同委員会で、高齢者糖尿病の血糖管理目標が提唱され、病状や治療に応じて個別に目標とする HbA1c を設定することが推奨されています。また、最近では新たな薬剤としてインクレチン関連薬や SGLT2 阻害薬が出現し、糖尿病の治療を大きく変えつつあります。

　本書「糖尿病治療の手びき」は 1961 年に初版が発行され、2017 年に第 57 版が発行されましたが、今回このような変化に対応するため、最新の内容に改訂しました。患者さんとご家族のために編集することを目的としており、本書が、糖尿病を適切に管理して合併症を防ぎ心豊かな人生を送るための手びき書となることを願っております。

　2020 年 5 月

一般社団法人 日本糖尿病学会
「糖尿病治療の手びき」編集委員会

第58版増補の刊行にあたって

　「糖尿病の治療の手びき」は1961年に初版が刊行されて以来、多くの皆さまにお読みいただき2020年には第58版を出版することができました。今回、第58版の増刷に際して、できうる範囲内で、内容をアップデートし、文章の表現についてもより適切なものへ変更いたしました。

　極めて残念なことですが、糖尿病という「病（やまい）」をもって毎日を過ごしている方たちが、糖尿病があることを理由に就学や就労などの際に差別を受けたり、保険に加入できない、住宅ローンを組むことができないなどのいわれのない不利益をこうむっていることが以前から知られていました。わたしたちの至らなさのためではありますが、これらの不条理なことがらは、大きな社会問題とはならずに見過ごされてきました。しかし、欧米を中心に、10数年前からこのような疾病に対する誤ったイメージについて、「スティグマ（stigma：烙印）」という言葉が使用されるようになりました。古代ギリシャ時代に奴隷や罪人、裏切りものなどの身体に刻みつけられたり、焼きつけられた烙印に由来する言葉です。病によって人を区別したり、差別するスティグマは決して許されるべきものではありません。

　また、スティグマにつながるような不適切な用語についても、使用を避けることが推奨されています。たとえば、血糖値を基準の範囲内に保つことに対して、「血糖コントロール」という用語が広く用いられています。しかし、コントロールという言葉は「統制、管理、調節」と和訳されるように、望ましい状態にする「能力」を示すものです。そのために欧米ではコントロール（control）ではなくマネジメント（management）という用語を用いることが推奨されています。マネジメントとは、考えて実行し、その結果を検討することで次の計画につなげるという一連の過程のことです。しかし、日本人のなかに広く受け入れられていないカタカナ用語を用いることは、日本語としての文章表現のうえから必ずしも適切ではないと考え、本書における今回の改訂では、日本糖尿病協会が推奨している「血糖管理」という用語を原則として用いるようにいたしました。

　糖尿病に関する薬剤や、血糖自己測定の方法や機器は日々進化し続けています。今回の改訂は、増補版という制約がありページの大幅な増減はできませんでしたが、できうる範囲で、内容を新たなものに変更いたしました。改訂された部分は、さほど多くはありませんが、糖尿病という病を持つ人たちが毎日を楽しく充実したものにできることを心から祈念する、執筆者ひとり一人の思いが込められています。

　お読みいただいてお気づきの点がございましたら、ご意見、ご要望として出版社あてにご連絡をいただきますようお願い申し上げます。

2023年8月

一般社団法人 日本糖尿病学会
「糖尿病治療の手びき」編集委員会

目　次

目 次

Q & A ·······139

○携帯カード　　○医療機器情報カード
〔切り取ってお使いください〕最後にとじてあります

表紙デザイン　永田早苗
本文イラスト　田添公基
中扉イラスト　佐々木朝子

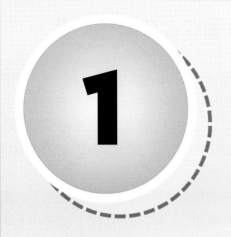

糖尿病とはどんな病気か？

● 糖尿病とはインスリン作用の不足のためにブドウ糖が有効に使われず、長い間血糖値が普通より高くなっている状態をいいます。

● 糖尿病を治療せずに放置するとさまざまな合併症を引き起こします。自覚症状に乏しい軽い糖尿病でも長く放置すると合併症を引き起こします。

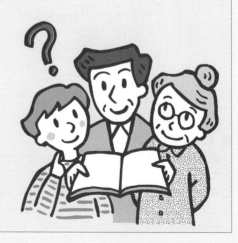

1 血糖値とインスリンの働きとの関係は？

　私たちは食物から栄養を摂り生命を維持しています。食物のなかで、ご飯やパン・果物などの炭水化物は、体を動かすエネルギー源となるものです。炭水化物はそのほとんどが消化によってブドウ糖となり、小腸から吸収されて血液のなかに入るため、食後は血液中のブドウ糖の量（血糖値）は高くなります。

　健康な人の場合、食事や運動をしても血糖値は適度な範囲に保たれています。血糖値が上がるとその変化を膵臓が感知してインスリンというホルモンを分泌し、血糖値をちょうどよい範囲であるおおよそ 70〜140 mg/dL に保っているからです。

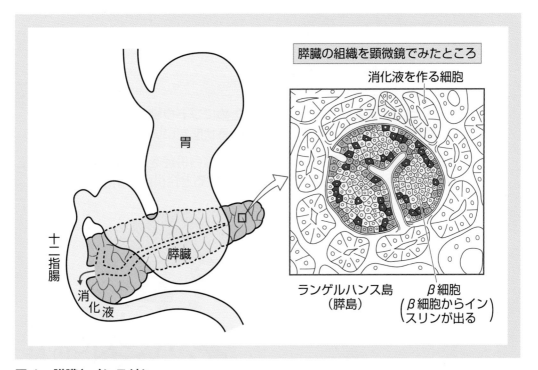

図1　膵臓とインスリン
　膵臓は胃の裏側にあり（左図）、食物を消化する酵素とインスリンをはじめとするいくつかのホルモンを作っています。膵臓の組織を顕微鏡で調べる（右図）と、十二指腸に出てくる消化液を作る細胞とは違った細胞の集まりがあり、島のようにちらばってみえます。この島は発見者にちなんでランゲルハンス島（または膵島）と呼びます。この細胞からはいくつかのホルモンが直接血液に分泌されます。これらのホルモンのひとつがインスリンで、β細胞で作られます。

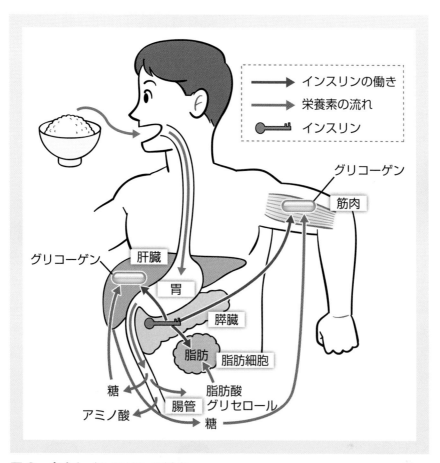

凡例：
→ インスリンの働き
→ 栄養素の流れ
⚷ インスリン

グリコーゲン
筋肉
グリコーゲン
肝臓
胃
膵臓
脂肪
脂肪細胞
糖
脂肪酸
グリセロール
アミノ酸
腸管
糖

図2　食事とインスリンの働き
　炭水化物、脂質、タンパク質は、胃液、膵液などによって消化され、腸管で糖（ほとんどがブドウ糖）、脂肪酸、およびアミノ酸などに分解されて吸収されます。食事により血糖値が上昇すると膵臓からインスリンが分泌され、ブドウ糖は筋肉に取り込まれてエネルギーとして使われます。余った分は筋肉や肝臓、脂肪細胞にグリコーゲンや脂肪として蓄えられます。空腹時には貯蔵されていたグリコーゲン、脂肪が分解されて、エネルギー源として利用されます。

　インスリンは膵臓のランゲルハンス島と呼ばれる部分の β 細胞（B細胞）から分泌され（**図1**）、血液によって全身の組織に運ばれます。インスリンによってブドウ糖は筋肉や肝臓・脂肪細胞に取り込まれ、筋肉では運動のためのエネルギー源に、さらに余った分はグリコーゲン、脂肪となって蓄積されます（**図2**）。
　糖尿病とは、「インスリンの作用が十分でないためブドウ糖が有効に使われ

ずに血糖値が普通より高くなっている状態」をいいます。糖尿病の原因には
インスリンの分泌が少なくなる「インスリン分泌低下」と、インスリンが分
泌されても筋肉や肝臓・脂肪細胞などで正常に働かなくなる「インスリン抵
抗性」があります。いずれにしてもインスリンの作用が十分でないと血糖値
が高くなり、放置すると全身のいろいろな部分に影響（合併症）が出てきます。

2 どのような症状が出るのか？

血糖値が高くなるとどのような症状が出るのでしょうか。①口渇（多尿の
ため体は脱水状態となり、のどが渇く）、②多飲（のどが渇くため水分をたく
さん飲む）、③多尿（尿に糖が出ると同時に水分もいっしょに出るため、尿の
量が多くなる）、などの症状がみられる場合、糖尿病を疑ってみる必要があり
ます。また、糖が尿に出るとその不足を補おうとしてタンパク質や脂肪がエ
ネルギー源として利用されるため体重が減少し、倦怠感（からだのだるさ）を
感じるようになります（図3）。

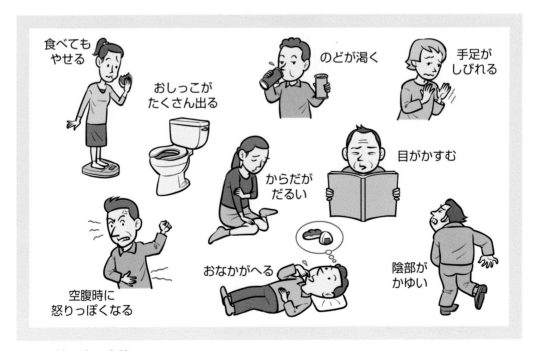

図3　糖尿病の症状
注）ただし、これらの症状がないことも多い。

3 軽い糖尿病でも合併症を引き起こすのか？

　糖尿病を適切に治療せずに放置すると種々の症状や病気が起こります。これは糖尿病合併症と呼ばれ、その種類や程度はさまざまです（「❹ 糖尿病が長く続くとどうなるのか？―合併症を知る」参照）。

　また、糖尿病を発症する前の時点での軽度に血糖値が上昇するときから動脈硬化が始まることが知られていますので、血糖値が上昇し始めたら生活習慣の見直しが必要です（**図4**）。

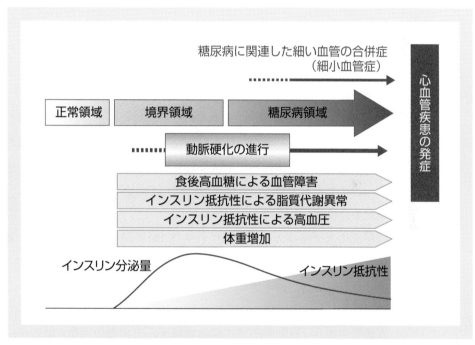

図4　合併症の発症と糖尿病病態の経過

1. 糖尿病とはどんな病気か？

医療者のための　患者さんへの情報提供のポイント

　糖尿病とは、インスリン作用不足による慢性の高血糖状態を主徴とする代謝疾患群です。発症原因はひとつではありません。インスリン作用不足は、膵 β 細胞のインスリン分泌低下とインスリンが作用する各臓器におけるインスリン抵抗性によって生じます。高血糖が長期間続くと慢性合併症が生じるため、糖尿病の早期発見と継続的な治療が重要です。

［血糖値とインスリンの働き］

✓ ブドウ糖（グルコース）は、ヒト体内の種々の臓器で主要なエネルギー源となっています。適正な血糖値の維持のためには、膵 β 細胞からのインスリン分泌、肝における糖取り込みと放出、脂肪・骨格筋での糖取り込みと代謝が適切に調節されることが必要です。この調節が損なわれた状態が糖尿病です。

［糖尿病になるとどのような症状が出るのか］

✓ 高血糖による代謝異常が軽度のうちは自覚症状は乏しいのですが、進行すると口渇、多飲、多尿、体重減少などを生じ、これらは糖尿病の典型的な症状として診断基準にも含まれます。さらに重症化すると、意識障害、昏睡などを呈する急性合併症にいたることもあります。

［糖尿病の合併症について］

✓ 糖尿病の合併症は大きく、急性合併症（糖尿病性ケトアシドーシス、高浸透圧高血糖状態など）と慢性合併症の 2 つに分けられます。

✓ 慢性合併症には、糖尿病に特有の細小血管合併症（糖尿病網膜症、腎症、神経障害）と、糖尿病に特有ではないが高頻度かつ重篤な合併症である大血管合併症（冠動脈疾患、脳血管障害、末梢動脈疾患）があり、その他、足病変、骨病変、手の病変、歯周病、認知症なども生じます。

✓ 糖尿病合併症の発症・進展には、高血糖に加え、高血圧、脂質異常症、凝固能亢進状態など種々の因子が悪影響を与えており、それらを含めた統合的治療の有効性が示されています。糖尿病合併症は患者さんの QOL（Quality of Life：生活の質）に大きく影響するため、糖尿病の早期発見と適切かつ継続的な危険因子の管理が重要となります。

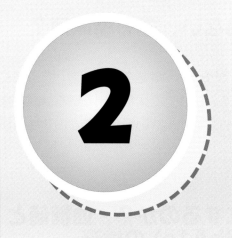

2

なぜ私が糖尿病なのか？
―検査と診断

● 尿糖も出ていない、症状もないのに糖尿病と診断された…。糖尿病は早い
　段階でみつけて治療を始めることが合併症の予防にはとても重要です。

● 糖尿病の診断には血糖検査が必要です。さらに確定するためには「経口
　ブドウ糖負荷試験」をおこないます。

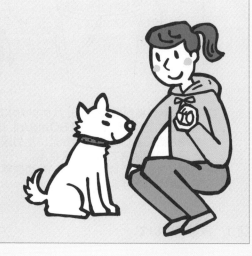

1 尿糖が出ない、症状もない、でも糖尿病？

　糖尿病は「血液中のブドウ糖（血糖）が多くなりすぎている状態が長く続く病気」で、診断には血糖検査が必要です。尿検査で尿糖が出ていれば血糖検査をおこないますが、血糖値が高くても尿糖が出ない場合があるので注意が必要です（**図1**）。

2 確定診断はどのようにするのか？　血糖値とヘモグロビンA1c（HbA1c）の検査

　血糖値は食事や運動などによって変動します。健康な人では、インスリンの分泌により食前と食後を含めほぼ70～140mg/dLという狭い範囲で維持されています。食事を摂ると血糖値は上昇し食後60～90分でもっとも高くなりますが、その後2～3時間で食事前の範囲に戻ります（**図2**）。また、血糖値はストレスなどの緊張やカフェイン類など飲物、運動直後などで上昇し、運動後数時間経ってから低下することもあります。

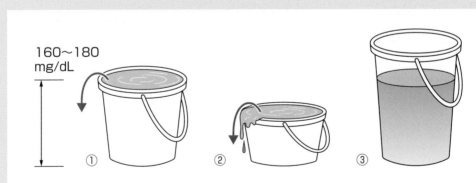

血中のブドウ糖が増えると、バケツの水があふれるように尿に糖が出てきます。
① 普通は血糖値が160～180mg/dL以上になると尿糖陽性となります。
② 血糖が高くないのに閾値が低いため尿糖が出る人もいます。これは「腎性糖尿」と呼ばれ糖尿病ではありません。
③ 一般に高齢者では閾値が高いため尿糖が出にくくなり、糖尿病の発見が遅れることがあります。

図1　尿糖について

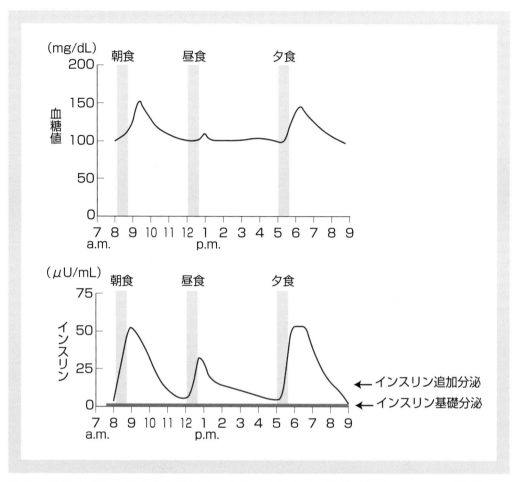

図2　健常者では1日の血糖値はこのように変化する（血糖値とインスリンの関係）

　それに対して、朝食前（空腹時）の血糖値が126mg/dL以上、あるいは食後の血糖値が200mg/dL以上であれば、糖尿病が非常に疑わしいことになります。この場合、同時に採血した血液のHbA1c（1〜2ヵ月間の血糖値を反映する指標）が6.5%以上なら、糖尿病と診断されます。また、HbA1cの値にかかわらず、口渇、多飲、多尿、体重減少などの糖尿病に典型的な症状がある場合、または確実に糖尿病網膜症が認められる場合には糖尿病と診断されます。しかし、そのときに糖尿病と診断されない場合でも、別の日にもう一度血糖値あるいはHbA1cを調べ、高い場合には糖尿病と診断されます。なお、HbA1cは糖尿病以外でも高くなることがあるので、HbA1cのみでは糖尿病と診断できません（**図3**）。

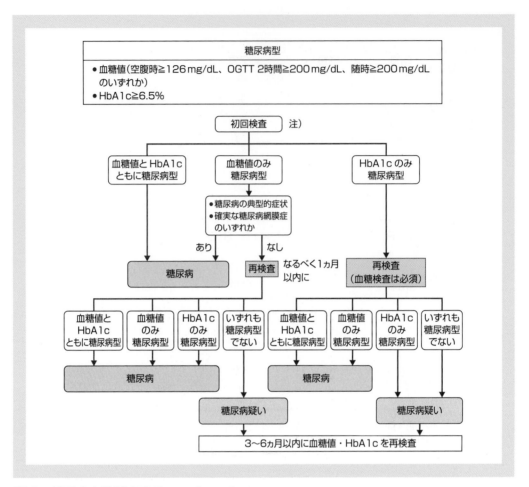

図3　糖尿病を診断するフローチャート

　注）糖尿病が疑われる場合には、血糖値と同時にHbA1cを測定します。同日に血糖値とHbA1cが糖尿病型を示した場合には、初回検査だけで糖尿病と診断します。

（日本糖尿病学会糖尿病診断基準に関する調査検討委員会：糖尿病 55：494、2012 より一部改変）

　　　空腹時や食後の血糖検査だけで糖尿病の診断がつけられない場合には「75g 経口ブドウ糖負荷試験」という検査をおこないます。微炭酸のブドウ糖液（75g のブドウ糖を含む）を飲み、30 分おきに 2 時間後まで計 4～5 回の血糖値の変化を調べます（子どもでは体重 1kg あたり 1.75g のブドウ糖を含むブドウ糖液を飲んで検査します）。経口ブドウ糖負荷試験の結果によって「正常型」、「境界型」、「糖尿病型」の 3 つの型に分類されます。判定の基準は**図4**に示します。

　　　正常型ではさしあたり糖尿病の心配はないと考えてよいでしょう。境界型

75g 経口ブドウ糖負荷試験の判定基準　〔単位：mg/dL〕

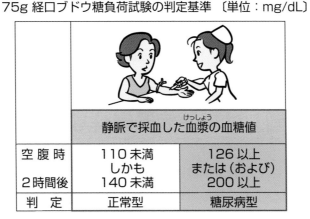

	静脈で採血した血漿の血糖値	
空腹時	110 未満 しかも	126 以上 または（および）
2 時間後	140 未満	200 以上
判　定	正常型	糖尿病型

（日本糖尿病学会、2010 年の基準による）

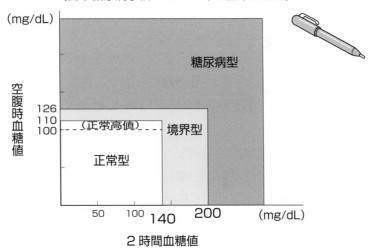

75g ブドウ糖経口負荷試験を受けた人は、上のグラフに自分の血糖値を記入してみましょう。空腹時、2 時間後の二者とも □ 印の棒グラフの中にあれば「正常型」です。空腹時か 2 時間後のいずれかが、■ の中にあれば「糖尿病型」です。「境界型」とは、「正常型」でも「糖尿病型」でもない場合をいいます（▨）。

図4　75g 経口ブドウ糖負荷試験による糖尿病の診断

　正常型にも糖尿病型にも属さないものを境界型と判定します。境界型は十分な経過観察が必要です。正常型であっても、血糖値の 1 時間値が 180mg/dL 以上の場合は、境界型に準じた注意が必要です。

（日本糖尿病学会（編・著）：糖尿病治療ガイド 2022-2023、p.28、2022 より一部改変）

では定期的な経過観察が必要です。糖尿病型では糖尿病の疑いが濃厚ですので、別の日にもう一度血糖値やHbA1cの検査をしてください。糖尿病の原因は1種類ではありません。糖尿病と診断されたら、どのようなタイプ（型）かの診断が必要です（「❸ 糖尿病の原因は？」の章を参照）。

3 「境界型」は糖尿病予備群なのか？

　境界型の人は糖尿病予備群といわれます。糖尿病は境界型の段階を経て発症することがわかっており、境界型の人が糖尿病を発症する率は正常型の人に比べてはるかに高く、糖尿病への進行過程と考えられています。さらに境界型の人は高血圧症や脂質異常症（高脂血症）、高尿酸血症などの病気も併発することが多く、狭心症や心筋梗塞などの動脈硬化性疾患の危険性が高くなります。境界型から糖尿病や動脈硬化性疾患を予防するには、体重増加や運動不足とならないように生活習慣を見直すことが大切です。

　健診などで境界型と判定されたら、軽く考えないで早めに医師の診察を受けましょう。また75g経口ブドウ糖負荷試験で正常型と判定されても、ブドウ糖負荷後1時間の血糖値が180mg/dL以上の場合には糖尿病に進行する危険性が高いので境界型に準じた注意が必要です。

　空腹時血糖値が100〜109mg/dLは正常域ですが「正常高値」とされ、75g経口ブドウ糖負荷試験が勧められます。

4 内臓脂肪とメタボリックシンドロームの関係は？

　糖尿病は肥満と強いかかわりがあります。肥満は体の脂肪（体脂肪）が増えた状態です。体脂肪には皮下脂肪と内臓脂肪があります。皮下脂肪は体の表面をおおう脂肪で腕や足、背中、おしりなどについています。内臓脂肪はおなかのなかの脂肪で、へその高さでの腹囲（ウエスト周囲長）測定でおおよその量がわかります。内臓に脂肪がたまるタイプの肥満（内臓脂肪型肥満）の人は、皮下に脂肪がたまるタイプの肥満（皮下脂肪型肥満）の人とくらべると、糖尿病や高血圧症、脂質異常症、高尿酸血症などの病気を併発することが多く、動脈硬化性疾患の危険性がより高くなります。

表1　メタボリックシンドロームの診断基準

内臓脂肪（腹腔内脂肪）面積　必須		
ウエスト周囲長	男性	85 cm 以上
（内臓脂肪面積　男女とも 100 cm^2 以上に相当）	女性	90 cm 以上
上記に加え以下のうち 2 項目以上		
高トリグリセライド（中性脂肪）血症		150 mg/dL 以上
かつ／または		
低 HDL コレステロール血症		40 mg/dL 未満
		（男女とも）
収縮期血圧		130 mmHg 以上
かつ／または		
拡張期血圧		85 mmHg 以上
空腹時血糖		110 mg/dL 以上

（日内会誌 94(4)：188、2005 より引用）

　内臓脂肪が増えて、血糖値、血圧あるいは血清脂質に異常がある状態を「メタボリックシンドローム」と呼んでいます。男性では腹囲 85 cm 以上、女性では腹囲 90 cm 以上が内臓脂肪増加の目安となります。内臓脂肪の増加があって、それに加えて次の①〜③のうち 2 つ以上にあてはまるとメタボリックシンドロームに該当します。①中性脂肪が 150 mg/dL 以上、あるいは HDL コレステロールが 40 mg/dL 未満、②血圧が 130/85 mmHg 以上、③空腹時の血糖値が 110 mg/dL 以上（**表1**）。

　生活習慣病予防のために特定健診が 2008 年から開始され、メタボリックシンドロームにあてはまる人やその傾向がある人は生活習慣についての保健指導を受けることができます。

医療者のための　患者さんへの情報提供のポイント

　糖尿病特有の口渇や多飲、多尿、体重減少などの症状がなくとも、75g経口ブドウ糖負荷試験を含めた血糖検査とHbA1cで糖尿病と診断されます。

［糖尿病の診断に必要な検査について―血糖検査は不可欠です］

✓ 血糖値とHbA1cを同時に測定すれば、初回の検査だけで糖尿病と診断することができます。

✓ 血糖値が、①空腹時血糖値126mg/dL以上か、②75g経口ブドウ糖負荷試験2時間血糖値200mg/dL以上か、③随時血糖値200mg/dL以上のいずれか1つと、HbA1c 6.5％以上であれば「糖尿病型」と診断されます。

✓ 血糖値が上の①～③のいずれかで、糖尿病の典型的な症状や糖尿病網膜症があれば、HbA1cを測定していなくても「糖尿病型」と診断されます。

✓ HbA1cだけを反復して測定しても糖尿病とは診断できません。

［「境界型」と診断されたら］

✓ ①空腹時血糖値が110mg/dL以上で126mg/dL未満か、②75g経口ブドウ糖負荷試験2時間血糖値が140mg/dL以上で200mg/dL未満は「境界型」と呼ばれ、将来的に糖尿病になりやすいことがわかっています。

✓ 「境界型」は高血圧症や脂質異常症、高尿酸血症などの他の生活習慣病も伴いやすく、狭心症や心筋梗塞などの動脈硬化性疾患を発症する危険性が高いことがわかっています。とくに、内臓脂肪型肥満がありメタボリックシンドロームと診断されたら放置せず早めに治療を始めましょう。

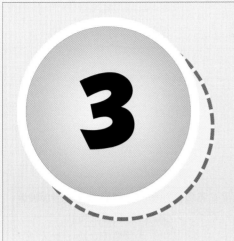

糖尿病の原因は？

- ●「1 型糖尿病」は若年で発症することが多く、膵臓の β細胞が破壊され、自分でインスリンが作れません。

- ●「2 型糖尿病」は中高年に多く、肥満や生活習慣の乱れのためインスリンの働きが悪くなり、インスリンも十分に作れません。

- ●単一遺伝子の異常、膵臓・肝臓・内分泌などのほかの病気や薬剤が糖尿病の原因になることがあります。

- ●妊娠中は胎盤ホルモンの作用でインスリンの働きが悪くなり、糖尿病にまではいたっていない軽い高血糖を示す「妊娠糖尿病」が起こりやすくなります。

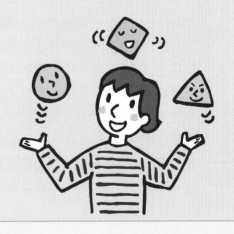

1 | 糖尿病の原因はひとつ？

　糖尿病や糖代謝異常は原因により、4つのタイプに分類されます（**表1**）。いずれの原因で起こる糖尿病であっても血糖値がうまく管理できない状態が続けば、合併症が出現してきます。

表1　糖尿病と糖代謝異常の分類

①1型糖尿病	若年で発症する場合が多い。膵臓のβ細胞が破壊され、自分でインスリンが作れません。
②2型糖尿病	中高年に多い。肥満や生活習慣のためインスリンの働きが悪くなり、インスリンも十分に作れません。
③その他の原因による糖尿病	単一遺伝子異常によるものと、ほかの病気や薬剤に伴って起こるものがあります。
④妊娠糖尿病	妊娠中にはじめて発見または発症した糖尿病にいたっていない糖代謝異常です。

2 | 1型糖尿病とは？

1型糖尿病の原因

　1型糖尿病では膵臓のランゲルハンス島に炎症が起こり、インスリンを作るβ細胞が破壊されます。その結果、インスリンが作られなくなり、ブドウ糖が細胞に取り込まれません（**図1**）。1型糖尿病の原因はまだはっきりしませんが、遺伝因子やウイルス感染などが誘因となり、外から体に入ってきた細菌やウイルスを攻撃して本来体を守る免疫という仕組みが、自分のβ細胞を破壊してしまうと考えられています（自己免疫と呼ばれます）。血液検査では自分に対する抗体（自己抗体）が検出されます（**表2**）。1型糖尿病には糖尿病症状が発現してから1週間前後以内で血糖値が288mg/dL以上の高血糖や尿ケトン体陽性となる劇症型や、数年をかけてインスリンが作られなくなる緩徐進行型などの特殊なタイプもあります。

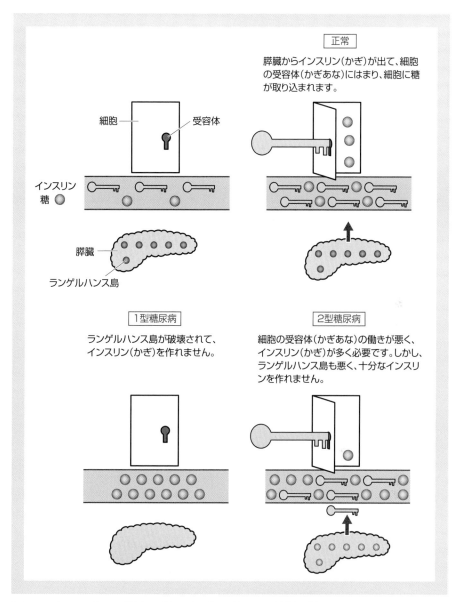

図 1　インスリンの働きと糖尿病（1型と2型糖尿病）

Ⓑ どのような人がなるのか

　1型糖尿病はどの年齢にも起こりますが、思春期に多く、男性より女性に多く発症します。糖尿病の患者さんの5％未満を占めます。1型糖尿病は食事・運動・ストレスなどの生活習慣や肥満とは直接関係なく、発症を予防す

3. 糖尿病の原因は？

表2　1型糖尿病と2型糖尿病の特徴

	1型糖尿病	2型糖尿病
原因	遺伝因子に何らかの誘因・環境因子が加わって起こる。他の自己免疫疾患（甲状腺疾患など）の合併が少なくない。	インスリン分泌の低下やインスリン抵抗性をきたす遺伝因子に過食（とくに高脂肪食）、運動不足などの環境因子が加わってインスリンの作用が低下して発症する。
割合	5%未満	約90%
家族歴	少ない。	しばしばある。
発症年齢	小児〜思春期に多い。中高年でも認められる。	40歳以上に多い。若年発症も増加している。
肥満度との関係	関係ない。	肥満または肥満の既往が多い。
自己抗体	陽性率が高い。	陰性。
インスリンの必要性	原則としてインスリンが欠かせない。	多くはインスリン治療までは必要ないが、血糖値を適正な範囲に保つために選択される場合はある。

ることはなかなかできません。

 症状と経過

　口渇、多飲、多尿、体重減少などの症状が急に起こります。1型糖尿病ではインスリンが作られませんので、治療にはインスリン注射が必要になります（インスリン療法）。インスリン療法を急にやめてしまうと、短期間に血糖値が異常に高くなり、昏睡に陥ってしまうことがあり（「糖尿病性昏睡」といいます）、命にかかわります。

3 | **2型糖尿病とは？**

Ⓐ **2型糖尿病の原因**

　2型糖尿病は、次の2つの原因によって発病すると考えられています。
　① インスリンが細胞で働きにくい。
　② インスリンが体に必要なだけ十分に作られない。

　筋肉、脂肪、肝臓の細胞の表面にはインスリンと結合する「受容体」と呼ばれる装置があります。インスリンが受容体と結合すると、ブドウ糖が細胞に取り込まれ、血糖値が下がります。ところが、肥満や運動不足になるとインスリンが受容体に結合してもその情報が細胞のなかにうまく伝わらず、ブドウ糖が細胞に取り込まれません（**図1**）。このようなインスリンの効きにくい状態を「インスリン抵抗性」と呼びます。さらに、日本人は遺伝的にインスリン分泌が弱い人が多く、軽度の肥満でもインスリン抵抗性に見合う十分なインスリンを作れない、「インスリン分泌低下」の状態となります。このようにインスリン抵抗性とインスリン分泌低下が互いに関連して血糖値を上昇させます。

Ⓑ　どのような人がなるのか

　2型糖尿病は加齢とともに増加します。もともと中高年に多いのですが、最近では子どもや若い人にも増えてきています（**表2**）。糖尿病の大部分が2型糖尿病で、生活習慣、外部環境、遺伝などの要因が重なると発症しやすくなります（**図2**）。

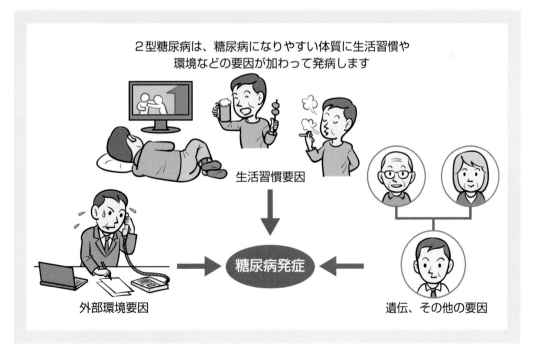

図2　どのような人が糖尿病になるのか

ⓒ 症状と経過

　2型糖尿病は1型糖尿病とは異なり、気がつかない間にゆっくりと発症し進行します。したがって、2型糖尿病とはじめて診断されたとしても、実際にはすでに発症して何年も経っていることがあります。発症早期は食事療法・運動療法で血糖値が良好に保てても、多くは年数を経るうちに血糖値が適正な範囲に保てなくなり、経口薬による治療が必要になります。さらに、経口薬の種類や量が増えて、血糖値の管理のためにインスリン療法が必要になることも少なくありません。また最近ではインスリン以外の注射薬（GLP-1受容体作動薬）も広く使われるようになってきました。

4　その他の原因による糖尿病とは？

　その他の糖尿病には、①単一の遺伝子異常によって起こるもの、②その他の病気や薬剤に伴って起こるものに分けられます。遺伝子とは身体の設計図のことで、両親から半分ずつ受け継ぎます。原因となる代表的な病気、薬剤を**表3**にまとめました。

表3　糖尿病を伴うことのある病気や薬物（主なもの）

分類	病気および薬剤
膵外分泌疾患	急性膵炎、慢性膵炎、膵がん、膵切除など
内分泌疾患	先端巨大症、甲状腺機能亢進症、クッシング症候群、アルドステロン症、褐色細胞腫など
肝疾患	慢性肝炎、肝硬変など
薬物によるもの	副腎皮質ステロイド薬、利尿薬、精神作用薬、免疫抑制薬、インターフェロン製剤、免疫チェックポイント阻害薬など

5 妊娠糖尿病とは？

妊娠糖尿病の原因

　妊娠中に胎盤が作るホルモンは妊娠の継続に必要ですが、インスリンの働きを抑える作用があります。妊娠中にはじめて発見または発症した、糖尿病にいたっていない糖代謝異常を「妊娠糖尿病」と呼んでいます。経口ブドウ糖負荷試験で、①血糖値が負荷前 92 mg/dL 以上、②負荷後 1 時間 180 mg/dL 以上、③負荷後 2 時間 153 mg/dL 以上、のいずれか 1 つでも満たせば、妊娠糖尿病と診断されます。

Ｂ どのような人がなるのか

　妊娠糖尿病は、肥満、高齢妊娠、家族に 2 型糖尿病の人がいる（いた）、過去の妊娠で高血糖を指摘された人で起こりやすいといわれます。

Ｃ 症状と経過

　自覚症状はありません。食事療法のみで血糖値を適正な範囲に保つことができない場合にはインスリン療法をおこないます。また、経口治療薬は使えません。出産直後には妊娠糖尿病は正常化することが多いのですが、将来、本当の糖尿病を発症する危険性が高く、出産後も定期的な血糖検査が必要です。

3. 糖尿病の原因は？

医療者のための　患者さんへの情報提供のポイント

　糖尿病は、「1 型糖尿病」、「2 型糖尿病」、「その他の特定の機序、疾患による糖尿病」の 3 つに分類され、それぞれ発症原因（成因）は異なります。

[1 型糖尿病]

✓ 1 型糖尿病は、インスリンを作る膵臓の β 細胞が免疫的な機序により破壊される「自己免疫性」と、原因不明でインスリン分泌が枯渇状態となる「特発性」に分かれます。さらに発症・進行の様式により、急性発症、緩徐進行、劇症に分かれます。

✓ 一般的に、急性発症は高血糖が生じてから 3 ヵ月以内に重症化しインスリン療法が必要となります。緩徐進行ではインスリン療法が必要となるまで年単位の経過をとります。劇症は、高血糖が生じてから 1 週間前後以内で重症化します。劇症は進展が早いため、血糖値自体はすでに高くなっていても、1〜2 ヵ月間の平均血糖値を反映する HbA1c は上昇する間もなく不釣り合いに低値にとどまっていることが特徴です。

[2 型糖尿病]

✓ 2 型糖尿病は、インスリン分泌低下やインスリン抵抗性をきたす素因を含む複数の遺伝因子に、環境因子として過食（とくに高脂肪食）、運動不足、肥満、ストレスなどの環境因子および加齢が加わり発症します。日本人糖尿病の大部分を占める最も多い型です。

[その他の特定の機序、疾患による糖尿病]

✓ その他の特定の機序、疾患による糖尿病は、発症原因の遺伝因子として、膵 β 細胞機能あるいはインスリン作用の伝達機構にかかわる遺伝子異常が同定された場合、または膵炎などの膵外分泌疾患、種々の内分泌疾患、慢性肝炎や肝硬変などの肝疾患、ステロイドなどの薬剤や化学物質、感染症、免疫機序によるまれな状態、糖尿病を伴うことの多い遺伝的症候群に起因して発症したものが含まれます。

糖尿病が長く続くとどうなるのか？―合併症を知る

● 糖尿病の悪い状態が長く続くと、全身の細い血管と太い血管にさまざまな病気（合併症）が起こってきます。

● 細い血管の病気には、進行すると視力低下につながる糖尿病網膜症、腎不全にいたることがある糖尿病性腎症、全身にさまざまな症状を引き起こす糖尿病性神経障害があり、三大合併症と呼ばれます。

● 太い血管の病気は主に動脈硬化によるもので、脳卒中、心筋梗塞、糖尿病足病変などがあります。

● 血管の病気以外にも感染症や認知症などにかかりやすくなります。

● これらさまざまな合併症を防ぐために、早期より血糖の管理状態を良好に保つことが大切です。

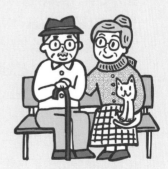

1　糖尿病の合併症には何があるのか？

　糖尿病の管理が悪い状態が長く続くと、全身にさまざまな合併症が起こる可能性が高くなります（**図1**）。

　① 糖尿病に特徴的な細小血管（細い血管）合併症：網膜症、腎症、神経障害

　② 糖尿病だけに起こるとは限らないが、糖尿病があるとより進行しやすい大血管（太い血管）合併症：動脈硬化による脳卒中、心筋梗塞や足病変

　③ その他、かかりやすく治りにくい感染症や認知症など

　これら合併症は糖尿病の治療をきっちりとしていれば、最小限にくい止めることができます。すでに合併症が出ていても、進行をくい止め、ほかの合併症が出ないようにするために正しい治療を続けましょう。

2　細い血管の合併症とは？

　糖尿病に特有の合併症で、血糖の管理状態が悪いほど、また糖尿病発症後の期間が長いほど起こりやすくなります。これら細小血管合併症は、早期で軽症であれば血糖の管理状態を良好に保つことにより改善が見込めますが、ある程度進行してしまうと血糖の管理状態を改善させたとしても必ずしも改善しません。

眼の合併症「糖尿病網膜症」とは？

　網膜は眼が光を感じる主な場所であり、いわばカメラのフィルムにあたる部分です。「網膜症」ではこの網膜の血管が傷むことにより光の感知が悪くなります（**図2**）。進行すると眼底出血や網膜剥離により失明することもあり、実際に成人になってからの失明原因の第3位は糖尿病です。視力低下を防ぐためには早期発見と治療が大切なので、少なくとも年1回、場合によってはより頻回に眼科を受診し、網膜症の程度を検査しましょう。網膜のむくみやもろい血管が増えてくる増殖前〜増殖網膜症となると進行による視力低下を食い止めるためにレーザー光線や手術による治療をおこないますが、基本的には血糖値の適正な管理による発症と進行の予防が大切です。

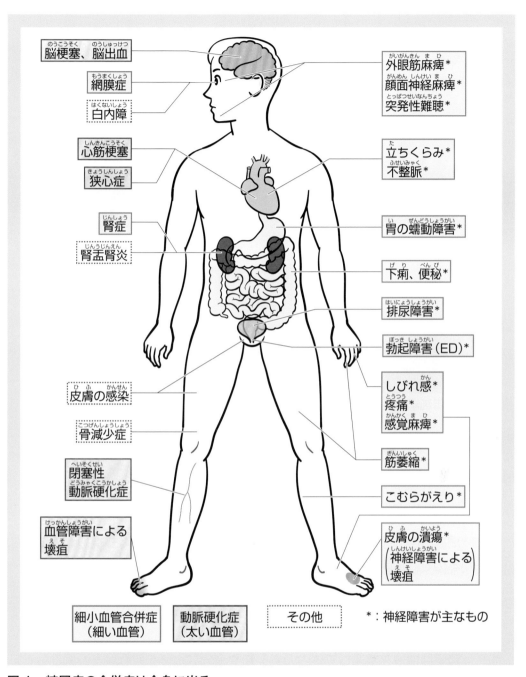

脳梗塞、脳出血
（のうこうそく、のうしゅっけつ）

網膜症
（もうまくしょう）

白内障
（はくないしょう）

外眼筋麻痺＊
（がいがんきんまひ）
顔面神経麻痺＊
（がんめんしんけいまひ）
突発性難聴＊
（とっぱつせいなんちょう）

心筋梗塞
（しんきんこうそく）

狭心症
（きょうしんしょう）

立ちくらみ＊
（た）
不整脈＊
（ふせいみゃく）

腎症
（じんしょう）

腎盂腎炎
（じんうじんえん）

胃の蠕動障害＊
（い　ぜんどうしょうがい）

下痢、便秘＊
（げり　べんぴ）

排尿障害＊
（はいにょうしょうがい）

勃起障害（ED）＊
（ぼっき　しょうがい）

皮膚の感染
（ひふ　かんせん）

しびれ感＊
（かん）
疼痛＊
（とうつう）
感覚麻痺＊
（かんかくまひ）

骨減少症
（こつげんしょうしょう）

筋萎縮＊
（きんいしゅく）

閉塞性
（へいそくせい）
動脈硬化症
（どうみゃくこうかしょう）

こむらがえり＊

血管障害による
（けっかんしょうがい）
壊疽
（えそ）

皮膚の潰瘍＊
（ひふ　かいよう）
（神経障害による）
（しんけいしょうがい）
壊疽
（えそ）

細小血管合併症
（細い血管）

動脈硬化症
（太い血管）

その他

＊：神経障害が主なもの

図1　糖尿病の合併症は全身に出る

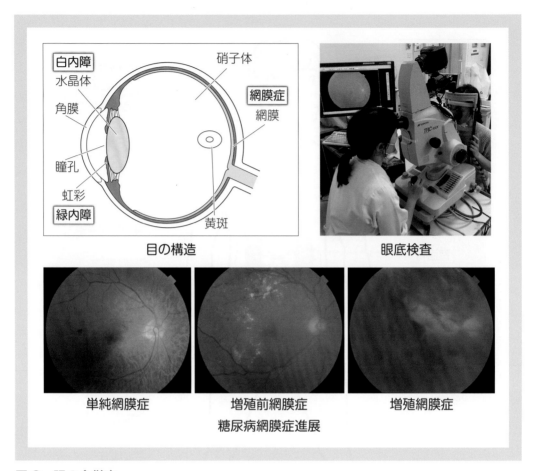

図2　眼の合併症

網膜の中心部にむくみが生じる黄斑症や緑内障、白内障も視力低下につながるので、定期的な眼科受診を心がけましょう。

Ⓑ 腎臓の合併症「糖尿病性腎症」とは？

腎臓は血液を濾過して体内の老廃物や余分な水分を取り除き、尿として処理する、いわばフィルターのような臓器です。「糖尿病性腎症」では血液を濾過する細い血管の塊である腎糸球体が高血糖により傷むことにより、尿中にタンパク質が漏れ出るなど、腎臓の働きが悪くなります（図3）。糖尿病性腎症の進行度は、尿中に漏れ出るタンパク質（主にアルブミン）の量と腎臓の働き（糸球体の血液濾過量）により1期から5期までに分けられます（表1）。

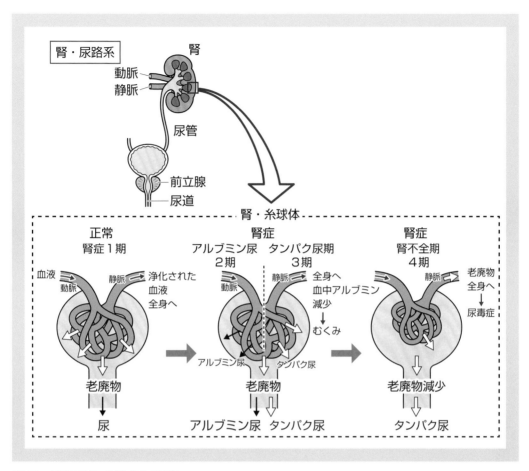

図3　腎糸球体の働きと腎症

表1　糖尿病性腎症の病期と治療

病期	進行の程度		治療
	尿アルブミン	腎臓の働き（糸球体の濾過量）	
第1期	正常	正常～低下	血糖管理の改善
第2期	微量	正常～低下	血糖管理の改善 血圧・脂質管理の改善
第3期	高度（あるいは持続するタンパク尿）	正常～低下	適切な血糖管理の改善 血圧・脂質管理の改善 タンパクの制限
第4期	問わない	著しく低下	適切な血糖管理の改善 血圧・脂質管理の改善 タンパクの制限
第5期	透析治療中		透析療法、腎移植

　腎臓の働きが悪くなると、水分の排泄がとどこおって体にたまることにより、全身のむくみや血圧上昇がみられます。さらに進行すると血液中に有害な老廃物がたまり（尿毒症）、生命にかかわる重篤な症状を引き起こします。糖尿病性腎症の進行にもっとも大きく影響するのは血糖の管理状態ですが、高血圧も腎症進行の大きな要因となります。食事におけるタンパク質や塩分の摂りすぎや喫煙もまた悪化原因となるので注意しましょう。

Ⓒ 神経の合併症「糖尿病性神経障害」とは？

　神経は全身にくまなく張りめぐらされてさまざまな情報を伝えている、体におけるネットワーク回路といえます。「糖尿病性神経障害」では血中や体内にあふれる過剰なブドウ糖が神経内に蓄積して神経自体を変性させるほか、神経周囲の細い血管を傷めて神経の働きが悪くなります。この糖尿病性神経障害には、手足の感覚や運動をつかさどる神経における「末梢神経障害」と、胃腸や心臓といった内臓の働きを調節している神経における「自律神経障害」、その他の神経の障害があり、全身にさまざまな症状を引き起こします（図1）。

　全身で痛みや温度などを感じる末梢神経が長く続く高血糖により障害されると、足の裏に紙を貼ったような違和感、正座のあとのようなしびれ感、冷感、ほてり、軽い～刺すような痛みなど、さまざまな症状があらわれます。これら末梢神経障害が軽いうちは、血糖の管理状態を良好に保つことにより症状がなくなったり、軽くなったりします。しかし、血糖の管理が悪い状態が長く続くと、激痛といった症状の悪化につながることもある一方、逆に感覚が麻痺してやけどや傷の痛みを感じなくなってしまうこともあります。場合によっては傷の気づきや手当てが遅れ、足潰瘍や壊疽、切断まで進んでしまうことがあり（図4）、神経障害がある場合ではフットケアがとても重要です（図5）。

　自律神経は、自分の意志と関係なく胃腸や心臓といった内臓の働きを調節しています。この自律神経も同じく高血糖により障害され、胃もたれ、がんこな便秘、下痢、立ちくらみ、勃起障害（ED）などさまざまな症状が起こります。とくに心臓においては、心筋梗塞などが起こっても胸痛などの症状が出ない場合もあり、知らずしらずのうちに心臓が傷んでいくことがあり、注意が必要です。これら自律神経障害も初期であれば血糖の管理状態を良好に保つことで改善することがあります。このような症状はほかの病気が原因で

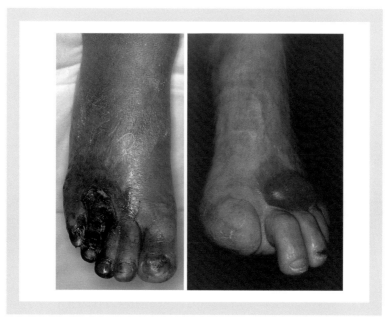

図4　糖尿病による足の病気
　　左：血流障害、神経障害、感染症による足壊疽。
　　右：入浴洗髪中にお湯の滴下に気づかずできた火傷による水疱。

起こることもありますが、大きな問題となることもあるため、小さな症状でも主治医とよく相談しましょう。

3 太い血管の合併症（動脈硬化）とは？

Ⓐ 動脈硬化はどのようにして起こるのか？

　動脈硬化とは、動脈の壁のしなやかさがなくなり、また内部にさまざまなものが沈着するなどで、血管が詰まりやすくなった状態をいいます（**図6**）。動脈硬化は年をとれば程度の差はあれ誰にでも起こりますが、糖尿病に加えて血液中の悪玉（LDL）コレステロールや中性脂肪が多い、もしくは善玉（HDL）コレステロールが少ないなどの脂質異常症があるとより早く進行します。これら以外の危険因子には、高血圧、喫煙、肥満、加齢などがあり、これらがいくつも重なると動脈硬化はより進行していきます。

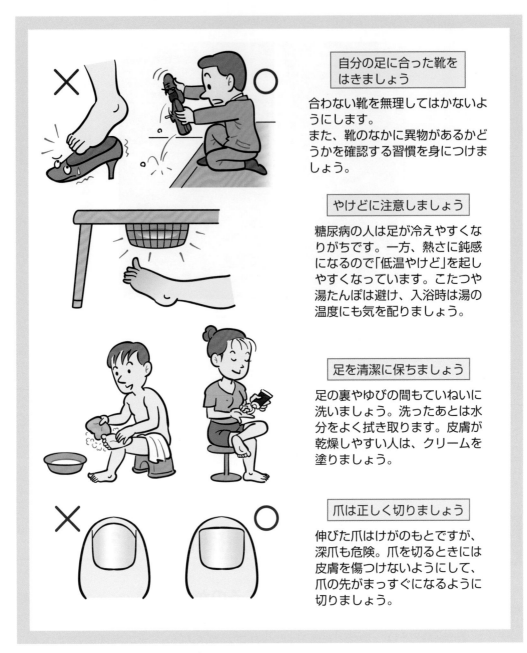

自分の足に合った靴をはきましょう

合わない靴を無理してはかないようにします。
また、靴のなかに異物があるかどうかを確認する習慣を身につけましょう。

やけどに注意しましょう

糖尿病の人は足が冷えやすくなりがちです。一方、熱さに鈍感になるので「低温やけど」を起しやすくなっています。こたつや湯たんぽは避け、入浴時は湯の温度にも気を配りましょう。

足を清潔に保ちましょう

足の裏やゆびの間もていねいに洗いましょう。洗ったあとは水分をよく拭き取ります。皮膚が乾燥しやすい人は、クリームを塗りましょう。

爪は正しく切りましょう

伸びた爪はけがのもとですが、深爪も危険。爪を切るときには皮膚を傷つけないようにして、爪の先がまっすぐになるように切りましょう。

図5　日常生活におけるフットケア

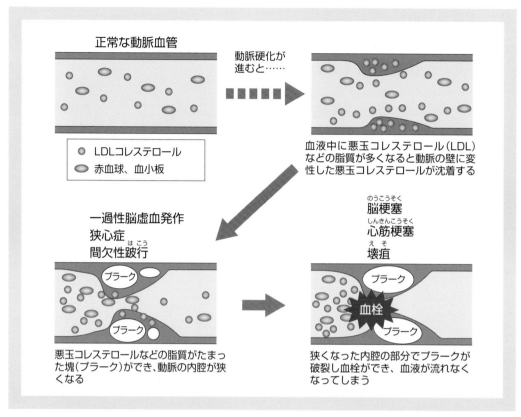

正常な動脈血管

動脈硬化が
進むと……

○ LDLコレステロール

○ 赤血球、血小板

血液中に悪玉コレステロール（LDL）
などの脂質が多くなると動脈の壁に変
性した悪玉コレステロールが沈着する

一過性脳虚血発作
狭心症
間欠性跛行（は こう）

プラーク

プラーク

悪玉コレステロールなどの脂質がたまっ
た塊（プラーク）ができ、動脈の内腔が狭
くなる

脳梗塞（のうこうそく）
心筋梗塞（しんきんこうそく）
壊疽（え そ）

プラーク

血栓

プラーク

狭くなった内腔の部分でプラークが
破裂し血栓ができ、血液が流れなく
なってしまう

図6　動脈硬化はどのようにして進行するか

Ⓑ 動脈硬化によって起こる病気は？

　動脈硬化が進行すると、脳の動脈が詰まる脳梗塞（のうこうそく）（脳卒中のひとつ）、心臓
の筋肉に栄養や酸素を送る冠動脈の血流が悪くなる狭心症や冠動脈が詰まる
心筋梗塞（しんきんこうそく）、足の動脈が詰まる閉塞性動脈硬化症（へいそくせいどうみゃくこう か しょう）といった、生命を脅かし、ま
た日常生活の支障となる重篤な病気を引き起こします。脳卒中の発作では、
急に手足や顔面が麻痺（ま ひ）したり、言葉が出なくなったり、意識を失って倒れた
りします。症状が後遺症として残ることもあります。心筋梗塞では、急激な
胸の激しい痛み、狭心症では運動時などに胸がしめつけられる感じなどが起
こりますが、糖尿病性神経障害のために、はっきりした胸の痛みがないこと
もあります。閉塞性動脈硬化症では、歩いていたら足の痛みで立ち止まって
しまうが、しばらくするとまた歩けるようになる間欠性跛行（かんけつせい は こう）や足の一部が腐

る壊疽（えそ）（**図4**）が起こります。

Ⓒ 動脈硬化を予防するためには？

　これらの動脈硬化を予防するためには、血液検査に加え、心電図や動脈硬化評価検査などを定期的に受けて状態を把握するとともに、血糖値以外にも血圧、血中脂質を適正に保つことが大切です。また、禁煙や肥満と運動不足の解消も動脈硬化の進行予防にはとても大切です。

4 感染症と糖尿病の関係は？

　糖尿病の高血糖状態が続いていると、細菌、カビ、ウイルスなど微生物による病気（感染症）にかかりやすく、また治りにくくなります。気管支炎、肺炎、結核、胆嚢炎（たんのうえん）、腸炎、膀胱炎（ぼうこうえん）、腎盂腎炎（じんうじんえん）、インフルエンザなどにかかりやすく、時に重症になることがあります。うがいや手洗いといった一般的な感染予防とともに、インフルエンザの予防接種も有効です。とくに皮膚では足の指と爪、陰部などの水虫（白癬（はくせん））やカンジダ感染症も起こりやすく、放置すると足の壊疽につながることもあり、早期治療が必要です。また、歯ぐきの感染症である歯周病（ししゅうびょう）にもかかりやすく治りにくいことから、毎日の歯みがきのみではなく、定期的に歯科を受診しましょう。

5 認知症と糖尿病の関係は？

　糖尿病は認知症の発症や進行の速度に関連があるといわれています。認知機能が低下すると食事や運動への関心が低下し、薬の服用も忘れがちとなり、血糖の管理状態が悪化することにつながります。また、スルホニル尿素薬やインスリンを用いている場合には、思いがけない低血糖を引き起こすこともあります。血糖値の適切な管理により、著しい高血糖や低血糖を避けることが大切です。

6　足病変とは何か？　フットケアはどうおこなうか？

　糖尿病では、さまざまな要因により足の病気（足病変）を起こしやすくなります。まず、神経障害の合併のために足の感覚が鈍くなり、たこや傷が気づかないうちに進行したりします。また、足の血管の動脈硬化のため足の先まで血液が十分に流れなくなり、酸素や栄養分などが不足します。微生物に対する抵抗力が弱まり、足の傷の感染が治りにくく、悪化しやすくなります。このため、少しの傷や水虫（白癬）などの足の病気が重症化しやすく、適切な手当てが遅れると、皮膚の潰瘍や壊疽まで進むことがあります（**図4**）。これら足病変の予防のためには、日頃から足をよく観察して、小さな変化に早く気づくこと、足の手入れをこまめにするフットケアが大切です（**図5**）。糖尿病足病変の発症、再発、進行の予防を目的としたフットケア外来が現在、多くの医療機関で開かれています。糖尿病専門医とフットケアの知識や処置の技術を習得した専任の看護師が足の観察、処置、自己管理指導をおこないますので、積極的に利用しましょう。

医療者のための　患者さんへの情報提供のポイント

　糖尿病の合併症には細小血管合併症と大血管合併症があります。患者さん本人は症状がなければ大丈夫と思いがちで、網膜症にしても腎症にしても初期には自覚症状がないことを理解しなくてはなりません。合併症予防のためには糖尿病発症早期から血糖の管理状態を良好に保ちましょう。

［網膜症］
- ✓ 眼科を受診するなどして、眼底検査を定期的におこないましょう。
- ✓ 網膜症の程度により推奨される眼底検査の頻度は異なります。
- ✓ 内科と眼科の連携には糖尿病眼手帳や糖尿病連携手帳が有用です。

［腎症］
- ✓ 尿アルブミンを測定することで、早期の腎症を診断します。

4. 糖尿病が長く続くとどうなるのか？―合併症を知る

- ✓ 腎症の予防・治療には血圧の管理が重要です。食事における減塩は大切です。
- ✓ 食事のタンパク質を制限することの医学的な根拠は十分ではなく、患者さんごとに設定します。
- ✓ 腎症が進行し末期になれば透析療法が必要になります。腎臓専門医と連携することになります。

［神経障害］

- ✓ 末梢神経障害と自律神経障害があります。
- ✓ 末梢神経障害の症状であるしびれや痛みに対して治療薬の選択肢が広がっています。
- ✓ 自律神経障害は起立性低血圧など生命にかかわることがあり、適切に対処することが重要です。

［大血管合併症］

- ✓ 脳梗塞などの脳血管疾患、狭心症などの冠状動脈疾患、下肢の閉塞性動脈硬化症が代表的なものになります。
- ✓ 治療・予防には血糖値の管理のみならず、脂質、血圧などを含めた包括的な管理が重要です。
- ✓ 循環器や脳神経の専門医との連携が必要になる場合があります。

［感染症］

- ✓ 糖尿病患者さんは感染症が重症化しやすいことに留意が必要です。
- ✓ 歯周病と糖尿病の関連が近年強調されており、口腔ケアが大切です。

［足病変］

- ✓ 足病変の予防にフットケアが有用です。

合併症を予防するために
どうするか？
─経過をみよう

● 合併症の予防のためには、まず自分の適正体重（目標体重）を知ること
が重要です。

● 血糖値や血圧、尿タンパクなどを測定して数値を知り、定期的に管理す
ることが大切です。

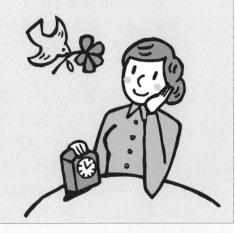

1　糖尿病の経過観察はなぜ重要か？

　糖尿病の治療は、適切な血糖値の目標を目指すと同時に、全身に合併症がないか、その程度はどうかも考えて治療を進めます。糖尿病にはいろいろな合併症があることは前の章（「④ 糖尿病が長く続くとどうなるのか？―合併症を知る」）で説明しましたが、これらの合併症の症状は自分で気がつきにくいものもあります。また、症状がなくても血糖値は正常より高い場合があります。そのため、血糖値やヘモグロビンA1c（HbA1c）を含めて、体重、尿タンパク、血圧といったいろいろな指標を定期的に検査して、糖尿病と合併症の程度をチェックし、日々の治療に役立てていくことが重要になります。

2　経過観察に必要な検査とその目標とは？

 体重の定期的な測定

1．肥満
　糖尿病の患者さんの体重が増えるのは、治療がうまくいっていない場合があります。血糖の管理状態も悪化することがよくあります。肥満によって体の脂肪が増えるとインスリンの働きが悪くなり、血糖値が高くなることがあります。

2．自分の目標体重を知る
　体重が適正かどうかは体格指数（ボディ マス インデックス Body Mass Index、略してビーエムアイ BMI）を用いて判定します（148ページ「BMI一覧表」を参照）。BMIは次の式から計算します。

$$BMI＝体重（kg）÷［身長（m）× 身長（m）］$$

　BMIは22くらいが適正なので、目標体重は次の式から計算します。

$$目標体重（kg）＝［身長（m）× 身長（m）］× 22$$

　BMI 25以上の場合は「肥満」と判定します。そのなかで、2型糖尿病、高血圧症、脂質異常症、脂肪肝、冠動脈疾患、脳血管障害、睡眠時無呼吸症候群、高尿酸血症、月経不順、整形外科的疾患がある場合、またはあとで述べ

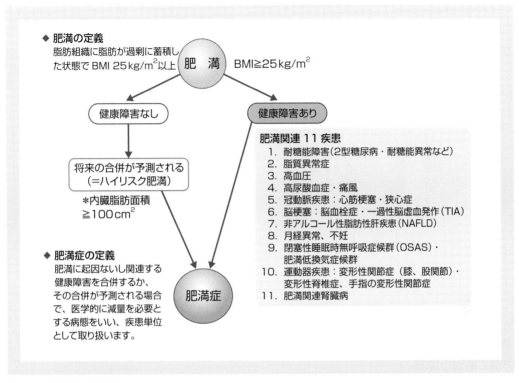

図1　肥満症の診断
（日本肥満学会（編）：肥満症診療ガイドライン2016、p.xii、2016を参考に作図）

る内臓脂肪型肥満と判定された場合は、治療が必要な「肥満症」と診断します（**図1**）。

　肥満のある糖尿病患者さんでは体重をBMI 25未満にコントロールすることが目標となります。BMI 25を超えて肥満している場合でも、少しずつ体重を減らせば血糖値を下げる改善効果が期待できます。

　なお、高齢者の場合には、サルコペニアやフレイルにならないようにBMIは22〜25がよいとされています。

3．内臓脂肪か皮下脂肪か

　脂肪がたまる場所が内臓か皮下かによって次のように分けられます（**図2**）。
　① 内臓に脂肪がたまるタイプ（内臓脂肪型肥満、「りんご型」）。
　② 皮下に脂肪がたまるタイプ（皮下脂肪型肥満、「洋なし型」）。
　糖尿病や高血圧、脂質異常症の患者さんの肥満は内臓脂肪型肥満が多いよ

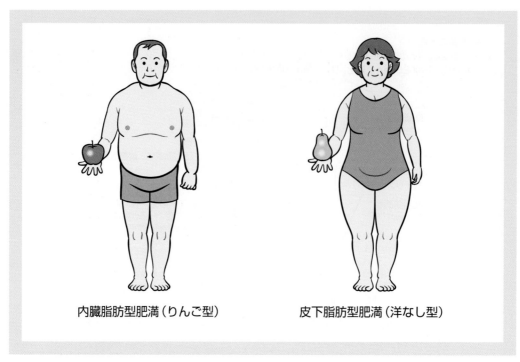

内臓脂肪型肥満（りんご型）　　　　皮下脂肪型肥満（洋なし型）

図2　肥満の種類

うです。どちらのタイプの肥満であるかは、腹囲の測定で簡単にわかります。おへその高さでメジャーを使って測り、男性で85cm以上、女性で90cm以上の場合は内臓脂肪型肥満が疑われます（❷-**4**「内臓脂肪とメタボリックシンドロームの関係は？」を参照）。

Ⓑ 血糖検査

1. 血糖値を適正な範囲に保つ

　血糖値は空腹時には低く食後に上昇するので、血糖値が高いか低いかの判断は食事時間との関係を考慮します。

　表1は日本糖尿病学会が勧める血糖の管理状態に対する目標値です。血糖値は空腹時値と食後2時間値で示されています。合併症の進行を予防するには、HbA1c 7.0％未満（空腹時値が130mg/dL未満、食後2時間値が180mg/dL未満程度）のレベルを目指します。さらに、食事療法、運動療法で達成可能な場合、または薬物療法中でも低血糖なしに達成可能な場合は、

表1　血糖コントロール目標

目標	コントロール目標値 [注4]		
	血糖正常化を 目指す際の目標 [注1]	合併症予防 のための目標 [注2]	治療強化が 困難な際の目標 [注3]
HbA1c（%）	6.0%未満	**7.0%未満**	8.0%未満

治療目標は、年齢、罹病期間、臓器障害、低血糖の危険性、サポート体制などを考慮して個別に設定する。

[注1]：適切な食事療法や運動療法だけで達成可能な場合、または薬物療法中でも低血糖などの副作用なく達成可能な場合の目標とする。

[注2]：合併症予防の観点からHbA1cの目標値を7.0%未満とする。対応する血糖値としては、空腹時血糖値130mg/dL未満、食後2時間血糖値180mg/dL未満をおおよその目安とする。

[注3]：低血糖などの副作用、その他の理由で治療の強化が難しい場合の目標とする。

[注4]：いずれも成人に対しての目標値であり、また妊娠例は除くものとする。

（日本糖尿病学会（編・著）：糖尿病治療ガイド2022-2023、p.34、2022より一部改変）

HbA1c 6.0%未満を目指します。なお、高齢（65歳以上）の糖尿病患者さんの場合には、個々の健康状態や年齢、併存疾患なども考慮して目標値を決定します（詳細は「⓮ 高齢者の糖尿病はどのように治療するか？」を参照してください）。

2.　血糖値の自己測定

「血糖自己測定器（簡易血糖測定器）」は、患者さんが自分で血糖値を測るための測定機器です。専用の穿刺器具を用いて指先から少量の血液をとり、これを血糖自己測定器のセンサーに吸引させて、血糖値を測ります。

指先以外にも手のひらや前腕から採血するタイプの測定器もあります。手のひらや前腕は指先より痛みが少なく、また調理師や理・美容師など水を多く使う職業の患者さんには便利です。ただし、前腕での採血は、指先の場合より30〜40分ほど前の数値が出るので、低血糖を疑って測定する場合や低血糖の自覚症状のない（無自覚性低血糖）患者さんは指先から穿刺しましょう。

血糖自己測定器は室温（15〜25℃）で用いるように設計してあり、低い室温では血糖値が不正確に表示されるので、測定器やセンサーを室温に戻してから使用することが重要です。また、血液量が少ない場合は、低めに表示されることもあります。

たくさんの種類の血糖自己測定器が発売されているので、どの血糖自己測定器を選ぶかは主治医とよく相談してください。

3．血糖自己測定が必要な人は

　1型糖尿病の患者さんでは血糖値が短時間のうちに変わり、しかも毎日の生活パターンによって血糖値が大きく変化するので血糖自己測定が必要です。インスリン頻回注射療法やインスリン持続注入ポンプなどを用いて治療している患者さんは、血糖値の動きをみてインスリン量を調節する必要があるので血糖自己測定は不可欠です。妊娠を望む、あるいは妊娠中の糖尿病の患者さんもできる限り正常な血糖値を目指すために血糖自己測定が必要です。

4．いつ血糖自己測定をすればよいのか

　朝食前の血糖値（空腹時血糖値）は毎日の変動が比較的少なく安定しているので、血糖値の管理指標としてよく用いられます。空腹時血糖値がそれほど高くなくても食後に高くなる場合もありますので、ときには食後1時間あるいは2時間の血糖値を測定することも必要です。

　1型糖尿病の患者さんで血糖値の変動が大きく、どのインスリンがその変動に関係しているのかを知るために、毎食前・食後に血糖測定が必要なときもあります。さらに下痢や発熱のあるとき、食欲がないときや体調が思わしくないとき（シックデイ）は、血糖自己測定がインスリン注射の量や方法の変更を判断するのに役立ちます（「⓫ ほかの病気にかかって体調不良の場合（シックデイ）や手術を受けるときはどうするのか？」の章を参照）。

　血糖測定の回数や測定時間は主治医とよく相談してください。血糖自己測定で得られた血糖値は必ず記録して（**図3**）、主治医にみせ、指導を受けるようにしましょう。

5．連続血糖測定システム機器を用いた血糖測定

　持続血糖モニター（Continuous Glucose Monitoring、略してCGM）は、針状のセンサーをおなかの皮膚に刺し、1〜5分間隔で3〜6日間程度24時間連続して血糖値を測定できる機器です。皮膚の組織間液中のブドウ糖濃度を測定し、それを血糖値に換算して表示します。血糖値の変動が大きい場合や血糖値とHbA1cが乖離している場合などに使用すると有効です。CGMには、測定結果を医療機関で取り出して解析するタイプと患者さん自身がその場で血糖値を直接みることができるリアルタイムCGMがあります。リアルタイムCGMは、血糖値の変化を常時デバイス上に表示し、測定結果より低血糖や高血糖の危険を予測してアラートを通知する機能を持っていま

| 氏名 | | | | | | | HbA1c 月 日 ％ |

年 　月　 血糖値（mg/dL）

日	朝 食 前　後		昼 食 前　後		夕 食 前　後		就眠前	体重・治療・処置など
1								
2								
3								
4								
5								
6								
7								
〰								
28								
29								
30								
31								
平均								

図3　血糖自己測定の記録

す。わが国ではリアルタイム CGM の2機種が2018年12月より保険適用になりました。

　また、ほかのタイプの CGM として最近では intermittently scanned CGM（isCGM：間歇スキャン式持続血糖測定）（FreeStyle リブレ）が使われるようになっています（**図4**）。FreeStyle リブレは、上腕に装着する500円玉大の使い捨てセンサーと測定結果を読み取るリーダーからなり、最長で14日間測定が可能です。センサーを付けたままで水泳や入浴も可能です。2022年4月1日からは、入院外でインスリン1回法や GLP-1 製剤を自己注射している患者さんに保険適用が拡大され、現在広く使われるようになってきました。

　さらに、2022年12月1日より、リアルタイム CGM のひとつである DexcomG6 CGM システムも FreeStyle リブレと同様に保険適用が拡大されました。Dexcom G6 は腹部にアプリケーターを使ってセンサーを装着後にトランスミッターをセンサーのスロットに挿入します。手順が FreeStyle

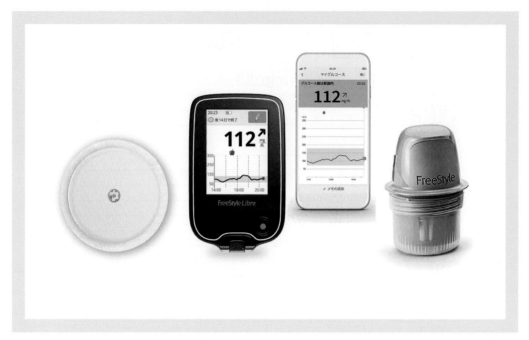

図4 isCGM（FreeStyle リブレ）
左からの上腕に付けるセンサー、リーダー、スマホアプリ、アプリケーター。

リブレに比べ複雑で、センサーの 10 日間測定が可能、トランスミッターは 3 ヵ月間使用可能と 2 つパーツの使用期間が異なるため注意が必要です。

なお、持続血糖モニターシステムを実施できる医療機関はまだ多くないので主治医とよく相談して下さい。

Ⓒ ヘモグロビン A1c（HbA1c）の測定

ヘモグロビンは血液の赤血球中にある赤い成分で、酸素と結合して肺から酸素を体のすみずみまで運びます。ヘモグロビンと血液中のブドウ糖が結合したものがヘモグロビン A1c（略して HbA1c）で、グリコヘモグロビンとも呼ばれます。

血糖値は食事や運動などの影響を受けて、短時間で高くなったり低くなったりしますが、HbA1c は過去 1〜2 ヵ月の平均的な血糖値の動きを反映します（**図5**）。HbA1c の正常域は 4.6〜6.2％であり、平均血糖値が高いほ

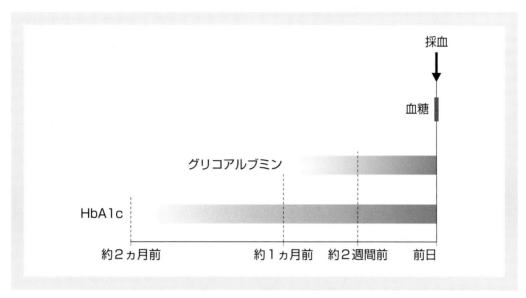

図5　血糖値に関係する各検査指標が示す時間的な違い
　採血した時点からの各検査指標が示す血糖コントロールの時間的な違いを示します。血糖値は採血した時点、グリコアルブミン（GA）は約2週間、HbA1cは1〜2ヵ月間の血糖の管理状態を反映します。

どHbA1cの値（％）が高くなります。

　ただし、HbA1cは、長期的の平均の血糖の管理状態の評価には適していますが、動脈硬化症の悪化につながる食後高血糖や生命を危険にさらすような低血糖を繰り返すような激しい血糖値の変動を評価することには適していません（**図6**）。また、赤血球寿命が短くなるような貧血や肝臓の病気、透析などの場合には実際よりも低値になり、アルコールやビタミンCなどの大量摂取、高中性脂肪血症などの場合には実際よりも高値になることがあります。値を評価する際にはこれらの影響がないか気をつけなければいけません。

Ⓓ グリコアルブミン（GA）の測定

　グリコアルブミン（GA）は、血液中のタンパク質のアルブミンがどのくらいの割合でブドウ糖と結合しているかを調べる検査です。過去約2週間の血糖コントロールをみる指標となります（**図5**）。血糖値が高いほどグリコアル

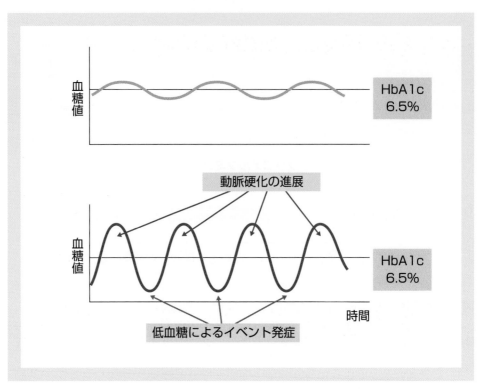

図6　HbA1cの値だけでは血糖値がどのくらい変動しているかわからない

ブミンの値（%）は高くなります。

　ただし、GAは、ネフローゼ症候群やステロイド治療では実際よりも低くなり、肝硬変や栄養障害などの場合には実際よりも高くなることがありますので、評価する際にはこれらの影響がないか注意する必要があります。

3 合併症を防ぐための数値目標とは？

A 血糖値の目標

本章 **2**-B-1「血糖値を適正な範囲に保つ」（38 ページ）を参照してください。

B 血圧の目標

糖尿病の患者さんでは血圧は 130/80 mmHg 未満が目標です（**表2**）。

表2 血圧コントロールの目標

	収縮期血圧 （mmHg）	拡張期血圧 （mmHg）
目標	130 未満	80 未満
ライフスタイル変更ののち、薬物療法をおこなう	130〜139	80〜89
ただちに薬物療法をおこなう	140 以上	90 以上

C 血清脂質の目標

糖尿病の患者さんでは、LDL コレステロールの目標値は一般の人より低く設定されています（**表3**）。糖尿病があると動脈硬化が進みやすいためです。糖尿病があって動脈硬化による病気（心筋梗塞、狭心症など）をすでに発症している患者さんは、さらに一段低い値が目標とされます。

表3 血清脂質の目標

	冠動脈疾患の既往が ない場合	冠動脈疾患の既往が ある場合
LDL コレステロール（mg/dL）	120 未満	100 未満
中性脂肪（mg/dL）（早朝空腹時）	150 未満	150 未満
HDL コレステロール（mg/dL）	40 以上	40 以上

4 糖尿病連携手帳を活用しよう

　日本糖尿病協会では外来受診時の情報を主治医から患者さんに知らせるのに便利な「糖尿病連携手帳」を配布しています（**図7**）。糖尿病連携手帳には血糖値やHbA1c、血圧、脂質などの状態や治療内容、経過のほかに糖尿病連携パスの説明、入院経過、糖尿病療養指導の項目が記載されます。糖尿病の状態を患者さん自身が把握していることはとても大切です。また、低血糖などの緊急時にほかの医療機関を受診したときにも糖尿病の状態が医師によくわかり役に立ちます。

　また、日本糖尿病眼学会では「糖尿病眼手帳」を作成しています（**図8**）。この手帳には糖尿病網膜症の眼底所見や治療経過が記載されます。

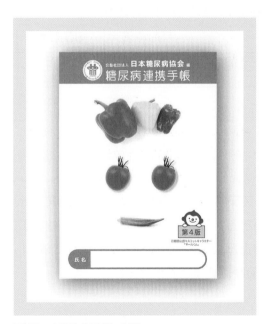

図7　糖尿病連携手帳

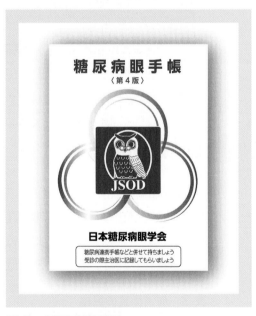

図8　糖尿病眼手帳

医療者のための　患者さんへの情報提供のポイント

　糖尿病合併症の発症を予防するためには、血糖を良好に管理するとともに血圧や脂質、体重を適切に保つことが極めて重要です。HbA1c は 7%未満を目指しましょう。

[糖尿病の合併症を予防するためには]

- ✓ 体重を管理しましょう。BMI は 25 未満を目指しましょう。
- ✓ HbA1c は 7%を目指しましょう。ただし、HbA1c の値は約 2 ヵ月間の血糖の管理状態を反映しており、現在の状況をみているわけではありません。また、貧血や肝臓の病気、透析などでは HbA1c の値は実際よりも低くなるので、その場合はグリコアルブミンのほうが適しています。
- ✓ 血糖変動が大きくならないように気をつけましょう。変動が大きいと低血糖の発症や動脈硬化症を進展させるリスクが高くなります。
- ✓ 血糖とともに血圧（130/80 mmHg 未満）と脂質（冠動脈疾患の既往がなければ LDL コレステロール 120 mg/dL 未満）の管理も重要です。

[血糖の自己測定]

- ✓ 血糖値が気になったら血糖測定器を使って測ってみましょう。とくに、1 型糖尿病でインスリン頻回注射療法やインスリン持続注入ポンプなどで治療している場合や、妊娠を望む、あるいは妊娠中の場合には血糖測定が重要です。
- ✓ 血糖の変動が大きい場合やシックデイの場合には、血糖値でインスリン量を調節する場合があります。
- ✓ リアルタイム CGM や isCGM という持続血糖モニターもあるので、興味があれば、ご自身が使えるのかを主治医に相談してみましょう。

[糖尿病連携手帳を活用しよう]

- ✓ 糖尿病関するさまざまな知識とご自身の検査結果をみることができます。
- ✓ 他の医療機関の先生にも糖尿病の状態を理解してもらえます。

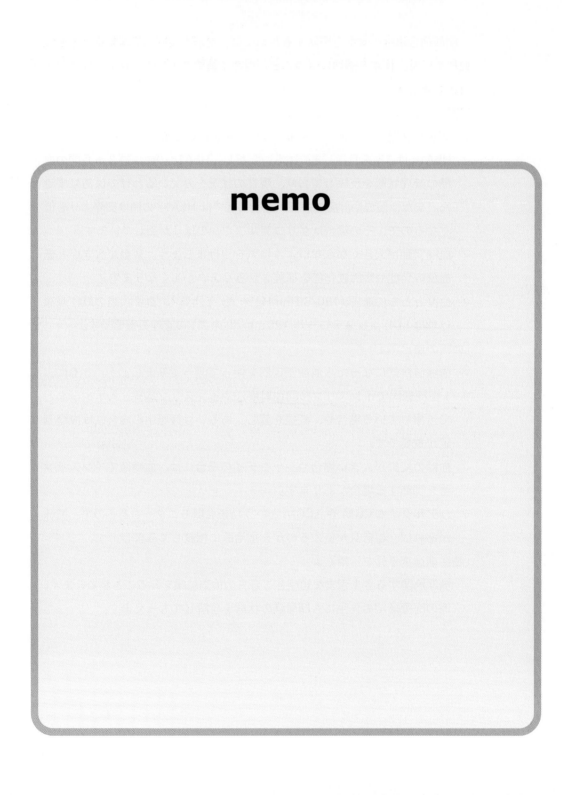

memo

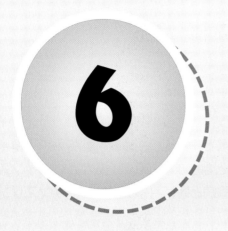

1型糖尿病は
どのように治療するのか？

- 1型糖尿病の治療原則は強化インスリン療法です。患者さんの生活に合わせていくつかのインスリン製剤を組み合わせて使います。

- インスリン療法で気をつけたいのは低血糖です。食事ができないときや運動、病気のときなどの対応についてあらかじめ主治医と打ち合わせておくことが大事です。

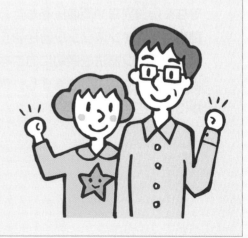

1 治療の原則は？

Ⓐ インスリン療法

　1型糖尿病は、インスリンを分泌する膵臓のβ細胞が破壊され、自分でインスリンを作ることができなくなる病気です。そのため、1型糖尿病ではインスリン注射（インスリン療法）が必要となります。なお、数年かけてインスリンが作られなくなる緩徐進行1型糖尿病と呼ばれるタイプではインスリン注射量が少なくてすむ場合もあります。

　最近はライフスタイルに合わせたインスリン療法ができるようになりました。

　インスリン療法の原則は、生理的なインスリン分泌のパターンに合わせるようにインスリンを補うことです。健康な人のインスリン分泌は、食事の有無にかかわらず、24時間にわたって分泌されるインスリン（基礎分泌）と、食後の血糖値が上昇したときに合わせて分泌されるインスリン（追加分泌）からなります。インスリン療法では、多くのインスリン製剤から、各個人に合ったものを選びます（図1）。

Ⓑ 食事療法と運動療法

　1型糖尿病でも食事に注意をして運動を心がけることが重要です。むやみやたらに食べてしまいインスリンの注射量を増やすと体重が増え、肥満だけでなく脂質異常や高血圧をもたらす心配も出てきます。適切な食事、運動を継続するとインスリンが効きやすくなってきます。

　インスリン療法を適切におこなうことによって、糖尿病ではない人と同じような日常生活が送れますし、糖尿病の合併症を予防し、その進行をゆるやかにすることができます。

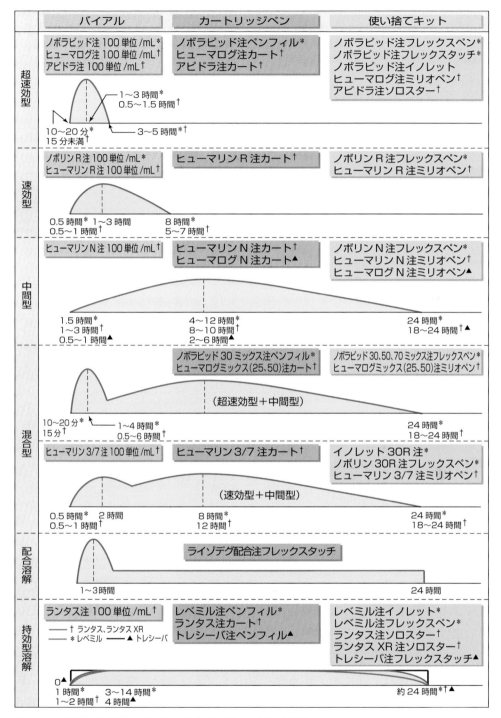

図1　わが国で市販されている主なインスリン製剤

インスリンの効果が出始める時間、最大効果が現れる時間と平均作用時間（商品名と*、†、▲で対応）
※超速効型のなかでも最も速いとされているフィアスプが発売されている。

2 インスリン療法はどのようにおこなうのか？

A インスリンの種類

　市販されているインスリンには**図1**のものがあります。作用時間によって、超速効型、速効型、中間型（混合製剤を含む）、持効型溶解に分けられています。持効型溶解インスリンの作用時間は約24～26時間で、血中濃度のピークができず、一定の血中濃度が保たれます。

　インスリンの容器（バイアル）は10mL入り、ペン型注射器用のカートリッジは3mL入りがあります。使い捨てペン型注射器は、3mL入りです。いずれも薬液1mLあたり100単位のインスリンを含んでいます（1mLあたり300単位のインスリンを含んでいる製品もあります）。

　速効型インスリンは遺伝子工学によって作られたヒト型インスリンで、これは健康な人のインスリンと同じ構造です。速効型、中間型、混合製剤などがありますが、最近使用頻度は減っています。一方、超速効型および持効型溶解は、ヒト型インスリンの構造を一部変えることで、作用開始を早くあるいは作用時間を長くしています（インスリンアナログ製剤と呼びます）。

B どのようなインスリンをいつ注射するのか

1. インスリン製剤について

　良好な血糖値を保つために、1日に2～4回に分けて注射します。何種類ものインスリンを打たなくていいようにあらかじめ超速効型と中間型を3：7の比率で調合したものや2.5：7.5、5：5、7：3の比率で調合したインスリンもあります。超速効型と持効型溶解を3：7の比率で調合したものもあります。

　速効型インスリンは食前30分に注射します。超速効型は速効型よりも効果が速く現れ、速く消失するタイプのインスリンで、食事直前に注射します。毎食直前に超速効型を1日3回注射し、寝る前または朝食前に作用が平坦なインスリンである持効型溶解インスリンを1日1回注射する方法もよく使われます（「強化インスリン療法」といいます）。

注射部位は、上腕外側部①、腹壁②、でん部③、大腿部の上半分の外側④です。

注射部位は腹壁②がもっとも適しています。それは吸収がよいからで、次に上腕外側部①、でん部③、大腿部④の順に吸収が悪くなります。患者さんによっては注射部位によって血糖の管理状態が変化することもありますので、腹壁なら腹壁と決め、そのなかで少しずつ注射部位を毎回ずらしていきます。

注射した部位のところの筋肉を使う運動をするときは吸収が早くなるので、ジョギングなどで大腿部の筋肉を使う場合は、別な部位にします。

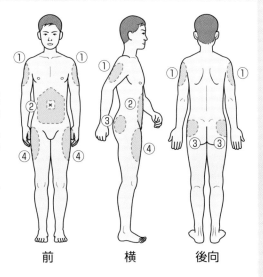

前　　　　横　　　　後向

前回注射した部位より指1本分（2cmぐらい）は離して注射します。

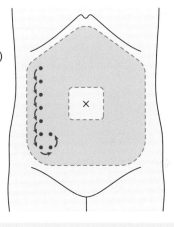

図2　インスリン注射の部位

2. 注射の方法

インスリンは皮下に注射します。注射する場所は、上腕の外側や腹壁、でん部、大腿部の上半分の外側です（**図2**）。インスリンが吸収される速度は注射する場所によって異なります。

バイアル型インスリンは、使い捨て（ディスポーザブル）注射器を使って注射します。注射器には単位数の目盛りがあります。

6. 1型糖尿病はどのように治療するのか？

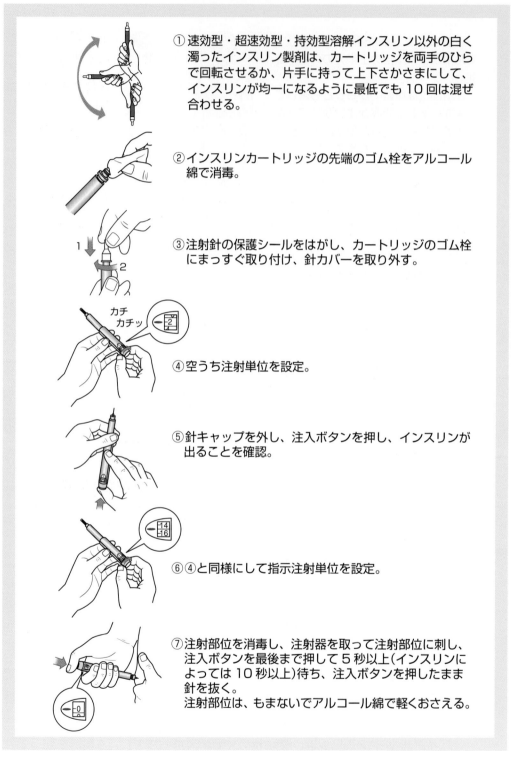

① 速効型・超速効型・持効型溶解インスリン以外の白く濁ったインスリン製剤は、カートリッジを両手のひらで回転させるか、片手に持って上下さかさまにして、インスリンが均一になるように最低でも10回は混ぜ合わせる。

② インスリンカートリッジの先端のゴム栓をアルコール綿で消毒。

③ 注射針の保護シールをはがし、カートリッジのゴム栓にまっすぐ取り付け、針カバーを取り外す。

④ 空うち注射単位を設定。

⑤ 針キャップを外し、注入ボタンを押し、インスリンが出ることを確認。

⑥ ④と同様にして指示注射単位を設定。

⑦ 注射部位を消毒し、注射器を取って注射部位に刺し、注入ボタンを最後まで押して5秒以上（インスリンによっては10秒以上）待ち、注入ボタンを押したまま針を抜く。
注射部位は、もまないでアルコール綿で軽くおさえる。

図3　注射の手技（ペン型注射器の場合）

　ペン型注射器はインスリンの入ったカートリッジ（1 mL が 100 単位の製剤で、1 本 300 単位入り）を筒に装着し、専用の針をつけて注射します。ダイヤルの目盛りで単位数が設定できます。ペン型注射器にはあらかじめインスリンが充填（じゅうてん）されている使い捨て型のものもあります。ペン型注射器の使用方法は**図 3** の説明を参考にしてください。

　使用済み注射器は、空き缶やプラスチックの箱に保管し、病院に持参して医療廃棄物として処分します。

　使用中のインスリン液は室温で保存しても問題はありません。液があまり冷たいと、注射後の痛みが強いことがあります。予備用として長期保存する場合は、冷蔵庫に入れてください。凍結させると効果が失われます。また、炎天下の車中などに放置することは避け、飛行機に乗るときには必ず手荷物として客室内に持ち込んでください。

Ⓒ インスリン注入ポンプを使った治療

　インスリン持続注入とは、1 型糖尿病の患者さんや糖尿病のある妊婦さんが厳格な血糖の管理状態を保つために、注入ポンプを使って皮下から持続的にインスリンを注入するインスリンポンプ療法（「持続皮下インスリン注入療法」と呼びます）です。英語では Continuous Subcutaneous Insulin（コンティニュアス　サブクテーニアス　インスリン） Infusion（インフュージョン） と呼び、略して「CSII（シーエスアイアイ）」といいます。インスリンの 1 日の必要量の 40〜60％を基礎分泌（「ベーサル」といいます）として持続的に補充し、食事に伴う追加分泌は毎食前に注入します（「ボーラス」といいます）。また、2010 年 1 月に持続血糖モニター（Continuous Glucose Monitoring（コンティニュアス　グルコース　モニタリング）： CGM）が、2017 年 9 月に間歇スキャン式持続血糖測定（intermittently scanned CGM：isCGM）が保険適用となり、インスリン投与量、投与方法の適切さをチェックするシステムも開発されつつあります（41 ページ参照）。さらに、SAP（Sensor Augmented Pump（センサー　オーグメンテッド　ポンプ）） 療法では、患者さんの血糖値変動を観察できる機能をつけた CSII ポンプも使用可能です。SAP は現在、低血糖を予知して自動的にポンプが停止するものも使用されている。CSII を成功させるためには、糖尿病教育が十分おこなわれていること、このシステムを支援する医療チームがあることが必要です。2000 年に日本糖尿病学会などが母体となり、日本糖尿病療養指導士認定機構が設立され、医療チームを支える力となっています。

D 注意すべきこと

インスリン療法中にもっとも注意すべきことは低血糖です。詳細は「⑩ 低血糖にどのように対応するのか？」の章を参照してください。逆にかぜ、発熱、胃腸炎、下痢などほかの病気にかかった場合（シックデイ）は、インスリンの作用を妨げるホルモンが分泌されるため、食事量が減っても、むしろ血糖値が高くなる場合があります。そのようなときにインスリン注射を中断したり、量を減らしたりすると、ケトアシドーシスによる昏睡が起こることがあります（「⑪ ほかの病気にかかって体調不良の場合（シックデイ）や手術を受けるときはどうするのか？」の章を参照）。とくに、SGLT2阻害薬を服用中の方やインスリンポンプを使用している方はご注意ください。

3 食事療法はどのようにおこなうのか？

食事療法の原則は、小児や成長期の1型糖尿病では、小児期の成長に見合う十分なエネルギー摂取が必要です。インスリン療法と食事の量や内容・タイミングがうまく合うように注意します。

A 1日の適正エネルギー量の計算

食事から摂取する1日のエネルギー量は、年齢、性別、身長、体重、日常の身体活動の程度をもとに決めます。その目安を表1に示しますが、これに肥満の程度を表すBMI（「⑤ 合併症を予防するためにどうするか？―経過をみよう」の章を参照）や身体状況も加味して1日のエネルギー量を決めます。

表1 1日のエネルギー量の目安（18歳以上）

エネルギー摂取量＝身体活動量×目標体重	
目標体重（kg）＝［身長（m）×身長（m）］× 22	
身体活動の程度	目標体重1kgあたりのエネルギー量
軽い労作（大部分が座位の静的活動）	25〜30キロカロリー
普通の労作（座位中心だが通勤・家事、軽い運動を含む）	30〜35キロカロリー
重い労作（力仕事、活発な運動習慣がある）	35〜40キロカロリー

表2　発育期1型糖尿病の適正1日摂取エネルギー量

年齢	体重1kgあたりのエネルギー量
1歳未満	100キロカロリー
1〜5歳	70キロカロリー
6〜10歳	60キロカロリー
11〜15歳	50キロカロリー

　成長・発達期にある1型糖尿病の子どもや青年では、年齢、性別、身長とともに個人の活動量を考慮して、成人とは別に1日のエネルギー量を決めます。身長、体重の増加が順調か、また肥満傾向でないかをチェックしてエネルギー量を調節します。おおよそ4つの年齢グループごとに定められた体重1kgあたりの所要エネルギー量に目標体重をかけて計算します（**表2**）。

Ⓑ 食事療法の実際

　1型糖尿病の食事療法では、インスリンの種類や量を考慮して、食事の量・内容そしてタイミングと配分を主治医および栄養士とともに相談をします。食事プランを上手に実行し、バラエティーに富んだ食生活にするのに『糖尿病食事療法のための食品交換表（第7版）』（日本糖尿病学会 編・著、文光堂）（以下『食品交換表』）が役立ちます。
　小児〜思春期と成人とでは注意すべき点が異なりますが、健康的な食習慣を続けることや『食品交換表』を活用することには変わりはありません（「❼-❶なぜ食事療法が大切なのか？」を参照）。小児では、『食品交換表』の1単位の量を早くから記憶して、その後の食事療法に利用することが望まれます。

1. 小児・思春期の1型糖尿病
　小児・思春期には安定した血糖の管理状態を維持するためにも、また小児には対応がむずかしい低血糖を避けるためにも、3回の食事、就寝前の間食、血糖値が低下しやすい時間帯の間食など食事の配分に気をつけます。とくに体育の授業や運動部の活動に参加するときには、インスリン量の調節とともに補食によって低血糖を予防することが大切です。しかし、間食や補食が必要以上に増えると、インスリン必要量が増して肥満となるので注意が必要です。

2. 成人の1型糖尿病

　1型糖尿病ではインスリンの注射に合わせて、生活の習慣を考慮しながら、食事量・時間を調節する必要があります。血糖値の変動を小さくするために間食をしたほうがよい場合もあります。1日の総エネルギー量を5〜6回に分けて摂ることも必要な場合があります（分食法）。運動前には運動の強さに応じて1〜2単位を補食するとよいでしょう。しかし、低血糖に注意しすぎて、1日の総エネルギー量が増加して肥満にならないよう食事の内容やタイミングを考えることも大切です。

Ⓒ カーボカウント

1. カーボカウントとは

　カーボカウントとは、Carbohydrate Counting の略称です。Carbohydrate とは炭水化物のことですので、炭水化物を計算（カウント）するという意味です。食物のなかでもっとも食後血糖値に影響を与えるのが炭水化物ですので、食品中の炭水化物量を計算して糖尿病の食事管理に利用しようという考え方です。炭水化物には、血糖値に影響を与える糖質と、影響を与えない食物繊維が含まれます。カーボカウントでは糖質量に注目します。

　カーボカウントには、食事療法や経口薬で治療している患者さんや一定のインスリン量で治療している患者さんが対象になる「基礎カーボカウント」と、食事前に超速効型インスリンを食事に合わせて調整している患者さんが対象になる「応用カーボカウント」があります。

2. 基礎カーボカウント

　食事中の糖質量を計算して一定になるように心がけると食後血糖値が管理できるという方法です。食品交換表を使っていると糖質量はほぼ一定ですが、各表の平均糖質ではなく食品毎の糖質量（交換表の参考資料参照）を計算することで血糖管理の精度は上がります。

3. 応用カーボカウント

　食事中の糖質量に応じて、食前インスリン量を計算する方法です。とくに超速効型インスリンを食前に打っている場合に使いやすいです。インスリン量の計算は、「食事中の糖質量が必要なインスリン量と比例する」という考え

┌───┐
│ ┌───────────────────────────┐   ┌───────────────────────────┐ │
│ │ 食事中の糖質のためのインスリン │   +   │ 高血糖を補正するインスリン   │ │
│ │ 糖質量 ÷（糖質 / インスリン比）│   │（現在の血糖値－目標血糖値）   │ │
│ │   │   │ ÷ インスリン効果値   │ │
│ └───────────────────────────┘   └───────────────────────────┘ │
│   │
│ 例　糖質 / インスリン比が 10g でインスリン効果値が 50mg/dL の患者さん │
│ が、食事中の糖質が 60g のときは 60÷10＝6 単位必要。今の血糖値が 250 │
│ mg/dL で 100mg/dL まで下げる場合には、（250－100）÷50＝3 単位が │
│ 必要。したがって、6＋3＝9 単位打って食事します。   │
└───┘

図 4　食事前の追加インスリンの計算のしかた

でおこないます。1 単位の超速効型インスリンに対応する糖質量 g を、糖質/インスリン比（g/単位）と呼びます。一般に 1 日に 30 単位以上のインスリンを注射している患者さんでは、糖質/インスリン比は 10g 程度であることが多いです。

　また、血糖値が高い場合には、血糖値を補正するためにインスリンの追加注射をします（**図 4**）。1 単位の超速効型インスリンで下がる血糖値を、インスリン効果値と呼びます。インスリン効果値は 50mg/dL の人が多いです。糖質/インスリン比もインスリン効果値も個々の患者さんで異なりますので、医師、栄養士とご相談のうえ運用してください。

　カーボカウントを用いる際も、栄養バランスの崩れやカロリーの摂りすぎになって肥満にならないようにする注意も必要です。

4　運動療法はどのようにおこなうのか？

Ⓐ 運動療法の効果

　運動を継続すれば、インスリンの働きが高まり、筋肉や肝臓などでブドウ糖やその他の栄養を有効に利用できるようになります。1 型糖尿病では膵臓でインスリンが作られないのですが、運動することによって細胞内へのブドウ糖の取り込みが促進され血糖値を下げることができます。さらに、運動に

よってインスリンの働きがよくなり、インスリンの必要量が減って、肥満の予防にも役立ちます。また食後の適度の運動は血糖値の安定にも有効です。運動は血液中の中性脂肪を低下させたり、HDL（善玉）コレステロールを増加させ、さらに血圧を安定させる効果があります。

また運動することで、ストレスを解消し、安眠も得られます。

Ⓑ 運動療法を実施する際の注意点

実際の運動療法については、「7-2 運動療法はどのようにおこなうのか？」の項を参照してください。

1型糖尿病で空腹時血糖値が250mg/dL以上あったり、尿のケトン体が陽性である場合、強い運動をおこなうと、運動中または運動後に血糖値がより高くなる危険があります。30分以上のウォーキングやジョギングなどの運動をおこなう前には、血糖測定とできれば尿ケトン体のチェックも合わせておこないましょう。

運動をすると血流がよくなり、エネルギーが多く消費されるので、低血糖に注意する必要があります。上腕部や大腿部にインスリン注射をすると、運動によりインスリンの吸収がよくなり、低血糖になる危険がありますので、運動するときにはインスリンは腹壁（おへその周囲）に注射します。運動時の

表3　運動によるエネルギー消費量の目安

運動の強さ	1単位あたりの時間	運動内容
非常に軽い	30分間くらい続けて1単位	散歩、乗物（電車、バス立位）、炊事、家事（洗濯、掃除）、買物、体操（軽い）
軽い	20分間くらい続けて1単位	歩行（70m/分）、入浴、階段（おりる）、ラジオ体操、自転車（平地）、ゴルフ
中等度	10分間くらい続けて1単位	ジョギング（軽い）、階段（のぼる）、自転車（坂道）、歩くスキー、スケート、バレーボール、登山、テニス（練習）
強い	5分間くらい続けて1単位	マラソン、縄飛び、バスケットボール、ラグビー、水泳（平泳ぎ）、剣道

食品1単位は80キロカロリー相当。インスリン療法中の患者さんの補食の目安。

低血糖を避けるためには、次のことに注意しましょう。

　① インスリン量の調節：運動前のインスリン量を、運動量に応じていつもの 2/3〜3/4 に減らします。

　② 補食の摂取：運動量が多いときや運動時間が長い場合には、運動前あるいは運動中、運動後に補食を摂ります。低血糖の防止には、クッキー、牛乳、チーズなどが役立ちます。補食量は**表3**のエネルギー消費量の目安を参照してください。

　③ 運動のタイミング：運動をする場合は、空腹時でなく食後 1〜3 時間の間とします。

　運動中に低血糖が起こった場合には、すぐにブドウ糖や砂糖水や糖分を含む清涼飲料水を飲みましょう。しかし、人工甘味料で甘くした清涼飲料水には糖分が含まれていないので、低血糖の回復には役立ちません。

医療者のための　患者さんへの情報提供のポイント

　1型糖尿病は、小児期や思春期に発症することが多く、その治療は各年代の成長や発達、患者さんの糖尿病についての理解度に合わせておこないます。小児期ではまだ精神的にも不安定な部分が多いので、十分に配慮しましょう。

[食事療法について]

✓ 治療の目標は、合併症の予防と、社会的・精神的にすこやかな状態を保つことで成長や発達に必要十分な年齢・性別に合わせたエネルギーを摂取してもらいましょう。

✓ 糖尿病ではない人たちと変わらない生活の質（QOL）を維持することを目標としましょう。

✓ 間食や補食については、量や時間帯、摂取する内容など、できるだけ具体的に相談します。

✓ インスリン注射と食事とのタイミング、食後のインスリン必要量に影響する炭水化物/タンパク質、脂質の比率、運動量の兼ね合いなど、きめ細かく情報を提供します。

✓ 個々の患者さんの糖尿病やインスリン注射に対する思いや受け入れの状況を把握し、心理的な背景も十分に考慮して対応する必要があります。

[運動療法などについて]

✓ 血糖の管理が落ち着いており、進行した合併症がなければ、すべてのスポーツが勧められます。

✓ 運動前のインスリン量は運動量に応じて調節しましょう。また、運動量に応じた補食、運動のタイミングにも注意が必要です。

✓ キャンプや学校行事には積極的に参加させましょう。その際は学校側に支援体制の整備を依頼する必要があります。

[インスリン注射について]

✓ 注射手技の確認、低血糖の対処、シックデイルール、インスリン注射部位の皮膚病変（インスリンボール）のチェックなどに気を配りましょう。

7

2型糖尿病は
どのように治療するのか？

● 2型糖尿病の治療の基本は、食事療法と運動療法により、適正に体重を管理し、インスリンの働きをよくすることです。

● 食事療法と運動療法で不十分な場合、経口薬や注射薬による治療をおこないます。

1 なぜ食事療法が大切なのか？

　食事療法はすべての2型糖尿病の患者さんの治療の基本で、糖尿病または糖尿病の疑いがあると診断されたときから開始します。食事療法により、摂取エネルギー量が適正に保たれ体重が管理できると、インスリンの分泌能力や働きが改善します。このため食事療法だけで血糖値を良好な状態に維持できたり、経口薬や注射薬を使用している場合には薬の量を減らすことができたりします。

　食事療法は、摂取エネルギー量（カロリー）を減らせばよいというものではなく、栄養バランスのとれた正しい食習慣を身につけ、日常生活に必要な栄養素を過不足なく摂取することが原則です。食事療法の必要性と効果を理解して、健康的でバランスのよい食生活を楽しみましょう。

どれだけ食べればよいのか

　1日の身体活動に必要なエネルギー量（カロリー）を確保すると同時に、適正な体重コントロールのために過剰摂取にならないようにします。食事から摂取する1日のエネルギー量は、身長・日常の身体活動量・肥満度などをもとに計算します。

　成人では、1日のエネルギー摂取量の算出方法は、以下の計算式で算出します。

> エネルギー摂取量（キロカロリー）＝目標体重（kg）×身体活動量

この式のなかの、「目標体重」は、以下の計算式で算出します。

> [65歳未満] 目標体重（kg）＝身長（m）×身長（m）×22
>
> [65歳以上] 目標体重（kg）＝身長（m）×身長（m）×22〜25

また、この式のなかの、「身体活動量」は、以下が目安です。

> 軽い労作（大部分が座位の静的活動）　　　　　　　　　　　　25〜30
>
> 普通の労作（座位中心だが通勤・家事、軽い運動を含む）　　30〜35
>
> 重い労作（力仕事、活発な運動習慣がある）　　　　　　　　35〜

　　（ただし、肥満者の場合は、20〜25として、まず5%の減量を目指します）

　また、小児では年齢ごとに成長に必要なエネルギー量や個人の活動量も考慮しなければなりませんので、主治医や管理栄養士と相談してください。

　具体的に、65歳未満で身長が160cmで肥満がなく、身体活動量が普通の労作（ここでは30として計算）の成人の場合、以下のようになります。

> 目標体重＝1.6（m）×1.6（m）×22＝56.3kg
> エネルギー摂取量＝56.3kg×30＝1,689キロカロリー

　食事の回数は1日3回を原則として、4～5時間の間隔をあけます。食事の回数を1日1回や2回にする、「まとめ食い」や「大食い」は、膵臓のインスリンを分泌する細胞（β細胞）に過剰な負担をかけ、糖尿病を悪化させると考えられており、禁物です。職業などの理由で、規則正しく食事ができない場合などは、1日の総エネルギー量のなかから、決められた分を間食として摂取する工夫も必要です。

Ⓑ 何を食べればよいのか

　摂取するエネルギー量が決まったら、次はその内訳（栄養素のバランス）が重要です。この食品だけを食べれば糖尿病によい、という食品はありません。バランスのよい栄養素の摂取が大切です。

　食事のなかの「炭水化物・タンパク質・脂質」を「三大栄養素」といい、人間の活動や体を形作る源となるものです。糖尿病の治療食の栄養素の配分には決まったものはありませんが、総エネルギー量の50～60％を炭水化物とし、タンパク質は20％までとして、残りを脂質で摂取することが目安として推奨されています。

　炭水化物：炭水化物は糖質と食物繊維に分けられます。糖質の過剰な摂取は食後の血糖値の上昇やインスリンの働きを弱める作用など、糖尿病の状態を悪化させるため、好ましくありません。一方、食物繊維は穀物や野菜に多く含まれ、食物の消化吸収をゆっくりにする効果があります。野菜・海藻・きのこ類など食物繊維を多く含む食材は血糖値を下げる働きだけでなく、空腹感を抑える効果もあるのでうまく活用しましょう。食物繊維は1日20g以上を目標に摂取します。また、穀物類のなかでも消化吸収が早いものと遅いものがあり、白米や白い食パンの糖分は早く吸収されますが、玄米や麦ごはんのように食物繊維が多いと、その食物の糖分の吸収が遅くなり、血糖値の急激な上昇を抑えることができます。近年、「低炭水化物食・糖質制限食」が話題になっていますが、日本糖尿病学会では「総エネルギー摂取量を制限せずに、炭水化物のみを極端に制限して体重の減量を図ることは、長期的な

食事療法の安全性などがはっきりしていないことから現時点では勧められない」という内容のコメントをしています。

　脂質：戦後から日本人の食生活は欧米化してきており、炭水化物の摂取量が減少して、脂質、とくに動物性脂肪の摂取量が増加しています。欧米化した食生活は2型糖尿病の増加の大きな原因と考えられており、適正な量の脂質の摂取が重要です。

　食塩：食塩の過剰摂取は高血圧の原因になり、糖尿病の合併症に悪い影響を与えます。味付けは薄くして食塩の量を減らすことが大切です。糖尿病では、高血圧発症前から適正な摂取量（1日に男性は7.5g未満、女性は6.5g未満）に、高血圧を合併する患者さんでは1日に6g未満にすることを心がけましょう。

　何よりご自分の好みに合わせ、食を楽しみ、長く継続することが大切です。

Ⓒ どう食べればよいのか

　食後血糖値を上昇させないため、食物繊維に富んだ野菜を先に食べ、次におかず、最後にご飯などの炭水化物を、ゆっくりよく噛んで食べるなどの食べ方の工夫が必要です。また、朝食の欠食・遅い時間の夕食・就寝前の間食・その他の不規則な食事摂取時間などにも注意が必要です。

Ⓓ 『食品交換表』をどう使うか

　適正なエネルギー量を摂取し、バランスよく栄養素を配分するためには『糖尿病食事療法のための食品交換表（第7版）』（日本糖尿病学会 編・著、文光堂）（以下『食品交換表』）（**図1**）を用いると便利です。80キロカロリーに相当する量を1単位として、それぞれの食品1単位分の重さ（グラム）が示されていますので、何をどれくらい食べることができるかがわかります（**図1**の上の図）。

　『食品交換表』では、同じ表（リスト）のなかの食品ならお互いに交換することができますが、別の表にある食品は、栄養素のバランスが崩れるので、交換できません。たとえば、同じ表1に属する「ごはん」を「パン」に交換することはできますが、「ごはん」を表2に属する「果物」や表3に属する「肉」には交換できません。

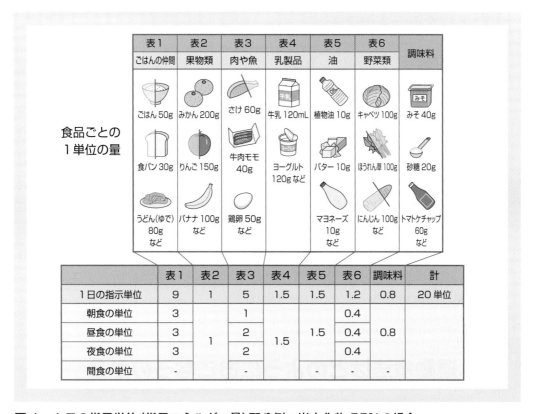

食品ごとの1単位の量

	表1	表2	表3	表4	表5	表6	調味料	計
1日の指示単位	9	1	5	1.5	1.5	1.2	0.8	20単位
朝食の単位	3		1			0.4		
昼食の単位	3	1	2	1.5	1.5	0.4	0.8	
夜食の単位	3		2			0.4		
間食の単位	-		-		-	-		

図1　1日の指示単位（指示エネルギー量）配分例：炭水化物55％の場合
（日本糖尿病学会（編・著）：糖尿病食事療法のための食品交換表、第7版、p.14、18、2013より一部改変）

　具体的に1,600キロカロリーで炭水化物55％の食事を例にすると、1日に摂取する総単位数は、

　1,600キロカロリー÷80キロカロリー（1単位分）＝20単位です。

　この20単位を**図1**の下の表のように配分します。

　たとえば、表1（ごはんの仲間）の1日の指示単位は9単位（720キロカロリー）ですから、3食に分けると1食あたり3単位（240キロカロリー）ずつ摂取します。1単位に相当する量は食品ごとに異なりますので、**図1**の上の図を参考にしてください（例：ごはんなら50g、食パンなら1/2枚など）。このため、1食で摂取する表1の食品の量は、ごはんなら150g、ごはんの代わりに食パンなら1枚半となります。ほかの食品も同様に計算して1日の食事の配分を決めると、合計で20単位（1,600キロカロリー）となります。

Ⓔ 外食するときの工夫

　外食は一般的に、総エネルギーが高いためエネルギー過剰になりやすく、また味付けが濃いため塩分や糖質を摂りすぎになり、逆に野菜やミネラルが少ないという欠点があります。エネルギー量や栄養組成を表示している食品やお店もありますが、そうでない場合、調理された状態でエネルギー量や栄養組成を見分けることは困難です。また、油や調味料も外観からはわかりにくいので外食でメニューを選ぶときは、丼などの単品は控え、定食など品数が多く、材料の食品数が多いものを選ぶことがポイントです。また、普段の量より多ければ残すことも大切です。日頃から食品の量をはかる習慣をつけ、外食のエネルギー量や栄養素のバランスを見分けられるようにしておきましょう。外食の機会が多い人は野菜類が不足するので、家庭で野菜、海藻、きのこ類を積極的に食べるよう心がけましょう。

2 運動療法はどのようにおこなうのか？

なぜ運動がよいのか

1. 糖尿病の予防

　健康的な食生活と運動を続けていれば、インスリンの働きがよくなります。このため、血糖値が少し高めで肥満しているけれどもまだ糖尿病ではない、という人（糖尿病の予備群）が、食事療法と運動療法をおこなうと、糖尿病の発症率は半分以下になります。これは血糖値を下げる薬を予防的に内服するよりも効果があるとされています。このように糖尿病の予防には健康的な食生活と運動が欠かせません。

2. 糖尿病・脂質異常症・血圧の管理状態をよくする

　2型糖尿病の患者さんが食後に運動をすると、筋肉でブドウ糖や脂肪の利用が増加するため、食後の血糖値上昇が改善され、糖尿病の状態がよくなります。また、運動を続けることによってインスリンの働きがよくなって血糖値を良好な状態に維持できるようになります。さらに、中性脂肪は低下し、HDLコレステロール（善玉コレステロール）は増加し、血圧の高い人では血

表1　運動種目別のエネルギー消費量

項　　目	エネルギー消費量	項　　目	エネルギー消費量
歩行（分速　60m）	0.05	遊泳（クロール）	0.37
〃 （ 〃 80m）	0.07	〃 （平泳）	0.20
〃 （ 〃 100m）	0.11	〃 （横泳）	0.16
ジョギング（軽い）	0.14	卓球（練習）	0.15
〃 （強め）	0.16	バドミントン（練習）	0.15
ジャズダンス（普通）	0.15	テニス（練習）	0.14
体操（軽い）	0.05	ゴルフ（平均）	0.08
〃 （強め）	0.09	スケート（練習）	0.14
ダンス（平均）	0.06	歩くスキー	0.08〜0.13
自転車（平地毎時 10km）	0.08	柔道試合	0.2〜0.3
〃 （ 〃 15km）	0.12	重量挙げ	1.58〜1.86
〃 （登坂毎時 10km）	0.15	バスケット（練習試合）	0.26
階段昇降	0.10	バレー（練習）	0.14〜0.25
素振り（バット）（平均）	0.26	サッカー（練習）	0.08〜0.14

エネルギー消費量＝キロカロリー（kcal）／キログラム（kg）／分

● エネルギー消費量に自分の体重（kg）と時間（分）を掛けると、その運動に必要なおおよそのエネルギー量（kcal）を計算できます。

エネルギー量（kcal）＝エネルギー消費量×体重（kg）×時間（分）

● 多く運動したから、そのぶん多く食べてよいとは限りません。また、1単位分の運動をするから、そのぶん多く食べられるということではありません。
● 計算してみると、運動に必要なエネルギー消費量は意外に少ないものです。

圧も下がるなどの効果もあります。

Ⓑ　運動療法の実際

1. どんな運動をおこなうのか

　運動の種類としては、重量挙げや100メートル走のような息をつめておこなう運動（無酸素運動）よりも、散歩・ジョギング・ラジオ体操・自転車エルゴメーター・水泳などゆっくりと十分に息を吸い込みながら全身の筋肉を使う運動（有酸素運動）が適しています（**表1**）。忙しくて運動をする時間がない人は、バスを一駅手前で降りて歩く、エレベーターの代わりに階段を使うなど日常生活に運動を組み込むのもポイントです。さらに、週に2〜3回

のレジスタンス運動を同時におこなうことが勧められています。レジスタンス運動とは、おもりや負荷に対しておこなう運動で、無酸素運動に属しますが、筋肉量を増加し筋力を増強する効果が期待できます。このことはインスリンの働きをよくすることにつながります。

2. どのくらいの強さ・種類の運動を、どのくらいの時間おこなうのか

運動の強さが中等度かそれ以上の場合、運動の開始時には筋肉に蓄えられていたブドウ糖（グリコーゲン）が使われますが、運動時間が長くなると血液中のブドウ糖や脂肪の利用が多くなります。このことは血糖値の低下や脂肪組織の分解につながります。

運動の強さの目安は運動時の脈拍数です。50歳未満では1分間に100〜120拍、50歳以降は1分間に100拍以内にとどめたほうがよいとされています。

有酸素運動の時間は1回20〜60分、回数はできれば毎日、少なくとも週3〜5日おこない、週に合計150分以上おこなうことが勧められます。

また、日常の座位時間が長くならないようにして、軽い運動を合間におこなうことも勧められます。

3. 運動療法の注意点

運動療法をおこなううえで注意する重要なことは、低血糖です。運動の際の補食あるいはインスリン量の調節については、「6-4 運動療法はどうのようにおこなうのか？」を参考にしてください。

その他の注意としては、最初は散歩など軽い運動を短時間おこなうことから始め、次第に時間を長くして、強度もやや強くします。さらに運動中のけがや事故を防ぐため、運動前後にはストレッチング、ラジオ体操などの準備運動をおこないます。運動に適した服装や靴も大切です。膝や足に負担がかからないよう靴底のしっかりとしたスポーツシューズを履いて運動をおこないましょう。また水分の補給にも注意してください。体調が悪いときや暑さ寒さの厳しいときには無理をしないことも大切です。

ⓒ 運動を避けるほうがよい場合

　以下のような状態では、運動がかえって体によくない場合があります。運動を始める前には、必ず主治医に相談してください。

1. 血糖値が高いとき

　血糖値が上手に管理できておらず、空腹時血糖値が 250 mg/dL 以上の場合、または尿のケトン体が陽性の場合には、運動は控えましょう。

2. 糖尿病の合併症が進行しているとき

a）眼の合併症

　増殖前網膜症あるいは増殖網膜症のある場合には息をこらえるような運動や体に衝撃があるような運動をおこなってはいけません。中等症以上の非増殖性網膜症でも、血圧が上がるような強い運動は避けましょう。眼科の主治医と相談してから始めてください。

b）腎臓の合併症

　糖尿病性腎症の患者さんや透析患者さんにとっても、運動は身体機能や生活の質を向上させ有効です。しかし、血圧を高度に上げるような激しい運動は避け、有酸素運動を主体とした中等度までの運動がよいでしょう。進行した腎症の場合には運動療法は慎重におこなう必要がありますので、主治医と相談してから始めてください。

c）神経と血管の合併症

　起立性低血圧（立ちくらみ）などの自律神経障害が進んでいるとき、あるいは足の末梢神経障害や閉塞性動脈硬化症があるときは、主治医と相談してから運動をおこないましょう。

3. ほかの病気があるとき

　心臓や肺の病気あるいは高血圧など、他の病気がある場合には、運動療法をおこなうにあたっては必ず主治医に相談してください。また、膝や足の関節などの整形外科的な病気がある場合も十分にチェックしてから運動することが重要です。

3 経口薬による治療はどのようにおこなうのか？

Ⓐ どのようなときに経口薬による治療が必要となるのか

　食事療法や運動療法を2〜3ヵ月続けているにもかかわらず血糖値の管理目標に届かない場合には、経口薬や注射薬による治療が必要となります。

Ⓑ 経口薬の種類

　現在、日本では**表2**に示す数種類の経口薬が使用できます。一剤だけではなく、これらの組み合わせで、多くの場合、血糖値を良好な状態に維持することができます。また、注射薬と併用する場合もあります。

1. スルホニル尿素 (SU) 薬
　膵臓の β細胞を刺激してインスリンを出させるように働きます。そのため、インスリンを作る能力が保たれている患者さんにだけ有効です。スルホニル尿素薬の副作用としては、インスリン分泌を増やすので低血糖をきたす危険性や、体重が増えやすくなることがあります。

2. 速効型インスリン分泌促進薬
　スルホニル尿素薬と同じように膵臓の β細胞を刺激してインスリンを出させるように働きます。スルホニル尿素薬にくらべ、服用後短い時間でインスリンが分泌され、作用時間が短い点が特徴です。この薬は食事の直前に服用します。副作用としては、スルホニル尿素薬と同様に低血糖に注意します。

3. α-グルコシダーゼ阻害薬
　腸内で食物中の炭水化物をブドウ糖に分解する酵素の働きを抑えます。その結果、腸でのブドウ糖の吸収がゆっくりになって食後の急激な血糖値の上昇が抑えられます。このため、この薬は食直前に服用します。はじめて飲む人はしばしば、おなかの膨らんだ感じ、下痢やおならが多くなるなどの副作用を認めますが、多くの場合は服用を続けているうちに少なくなります。また、ときに肝障害を起こす場合もあります。この薬は単独では低血糖を起こ

表2　わが国で市販されている主な経口薬

自分の飲んでいる薬の名前、1日量（mg）または錠数（錠剤のとき）を覚えておきましょう。飲んでいる薬を1種類ずつ持っていると、病院にかかったときに調べることもできます。

	一般名	商品名	1日の用量[*]（mg）	作用時間（時間）
スルホニル尿素薬	グリクラジド	グリミクロン、グリミクロンHA	40～160	12～24
	グリベンクラミド	オイグルコン	1.25～10	12～24
	グリメピリド	アマリール	0.5～6	12～24
速効型インスリン分泌促進薬	ミチグリニド	グルファスト	30	3
	ナテグリニド	ファスティック、スターシス	270～360	3
	レパグリニド	シュアポスト	0.75～3	4
α-グルコシダーゼ阻害薬	アカルボース	グルコバイ、グルコバイOD	150～300	2～3
	ボグリボース	ベイスン、ベイスンOD	0.6～0.9	2～3
	ミグリトール	セイブル、セイブルOD	150～225	1～3
ビグアナイド薬	メトホルミン	グリコラン	500～750	6～14
		メトグルコ	500～2250	6～14
チアゾリジン系薬	ピオグリタゾン	アクトス、アクトスOD	15～45	20
DPP-4阻害薬	シタグリプチン	グラクティブ、ジャヌビア	25～100	24
	ビルダグリプチン	エクア	50～100	12～24
	アログリプチン	ネシーナ	6.25～25	24
	リナグリプチン	トラゼンタ	5	24
	テネリグリプチン	テネリア	20～40	24
	アナグリプチン	スイニー	100～400	12～24
	サキサグリプチン	オングリザ	2.5～5	24
	トレラグリプチン	ザファテック	週1回100	168
	オマリグリプチン	マリゼブ	週1回25	168
GLP-1受容体作動薬	セマグルチド	リベルサス	3～14	
SGLT2阻害薬	イプラグリフロジン	スーグラ	50～100	24
	ダパグリフロジン	フォシーガ	5～10	24
	ルセオグリフロジン	ルセフィ	2.5～5	24
	トホグリフロジン	デベルザ	20	24
	カナグリフロジン	カナグル	100	24
	エンパグリフロジン	ジャディアンス	25	24
イメグリミン	イメグリミン	ツイミーグ	2000	
配合薬	ピオグリタゾン／メトホルミン	メタクト	15/500（LD）30/500（HD）	
	ピオグリタゾン／グリメピリド	ソニアス	15/1（LD）30/3（HD）	
	アログリプチン／ピオグリタゾン	リオベル	25/15（LD）25/30（HD）	
	ミチグリニド／ボグリボース	グルベス	10/0.2	
	ビルダグリプチン／メトホルミン	エクメット	100/500（LD）100/1000（HD）	
	アログリプチン／メトホルミン	イニシンク	25/500	
	アナグリプチン／メトホルミン	メトアナ	100/250（LD）100/500（HD）	
	テネリグリプチン／カナグリフロジン	カナリア	20/100	
	シタグリプチン／イプラグリフロジン	スージャヌ	50/50	
	エンパグリフロジン／リナグリプチン	トラディアンス	10/1.5（AP）25/1.5（BP）	

[*]：添付文書上の用量を記載した。

すことはまれですが、スルホニル尿素薬・速効型インスリン分泌促進薬・インスリン注射と併用している患者さんが低血糖になると、砂糖を摂取しても吸収が遅れるため、低血糖が改善しない場合があります。低血糖のときには必ずブドウ糖を飲んでください。

4. ビグアナイド薬

主として肝臓から放出されるブドウ糖の量を少なくして、血糖値が高くなるのを防ぎます。また、インスリンの働きをよくしますが、インスリンの分泌量には影響しません。このため体重が増えにくいという利点があります。この薬は単独では低血糖を起こす危険はほとんどありませんが、スルホニル尿素薬・速効型インスリン分泌促進薬・インスリン注射と併用すると低血糖が起こることがあります。また、まれではありますが、乳酸アシドーシスという意識障害を伴う副作用を起こす危険性があります。服用中に吐き気、下痢、異常なだるさなどに気がついたら、すぐに薬を中止して主治医に連絡してください。腎臓や肝臓の働きが悪い人、心不全の人、アルコールを多く飲む人は乳酸アシドーシスを起こしやすいので注意が必要です。また、ヨード造影剤を使う検査の場合は、検査の2日前から検査2日後までの合計5日間は、この薬を一時中止することが原則となっています。

5. チアゾリジン系薬

筋肉や肝臓などのインスリンが働く組織で、インスリンに対する効きをよくすることにより血糖値を下げます。インスリンの分泌量には影響しません。このため、単独で服用している場合には低血糖を起こす危険はほとんどありませんが、スルホニル尿素薬・速効型インスリン分泌促進薬・インスリン注射と併用すると低血糖が起こることがあります。主な副作用はむくみ、貧血、息切れで、ときに肝機能障害を起こす場合もあります。また、膀胱がん治療中の患者さんには使用せず、過去に膀胱がんを患ったことのある患者さんには慎重に投与することになっています。

6. DPP-4 阻害薬

食事中の栄養素が胃から小腸に到達すると、インクレチンというホルモンが血中に分泌され、膵臓からのインスリン分泌を促進します。この働きをインクレチン作用と呼びます。インクレチンは短時間で血中の DPP-4 という

酵素によって分解される欠点があります。DPP-4阻害薬はDPP-4の働きを抑え、インクレチンを分解されにくくします。その結果、インクレチン作用が高まって、食後のインスリンの分泌を増やし血糖値を下げます。この薬は単独では低血糖が少ないのですが、スルホニル尿素薬・速効型インスリン分泌促進薬・インスリン注射と併用する場合には低血糖に注意が必要です。また、最近では週に1回内服すればよい、作用時間の長い薬も発売されています。

7. GLP-1受容体作動薬

　本薬については、注射薬が先に発売され、後に経口薬が発売されましたので、後述の「4 注射薬による治療はどのようにおこなうのか？」の、「Ⓑ GLP-1受容体作動薬・GIP/GLP-1受容体作動薬の注射による治療」を参照して下さい。経口薬は注射の手間が省けますが、服用に特別な条件がありますので注意が必要です。この薬は単独では低血糖を起こす危険はほとんどありませんが、スルホニル尿素（SU）薬・速効型インスリン分泌促進薬・インスリン注射と併用すると低血糖が起こることがあります。

8. SGLT2阻害薬

　腎臓でのブドウ糖の再吸収を抑えて、尿から糖を出すことで血糖値を下げます。体重の低下作用があり、肥満の人に向いている薬です。この薬は単独での低血糖は少ないといわれていますが、やはりスルホニル尿素（SU）薬・速効型インスリン分泌促進薬・インスリン注射と併用する場合には低血糖に注意が必要です。なお、腎不全の場合には効果が期待できません。

9. イメグリミン

　2021年に発売された新しい薬です。インスリンの分泌を促進する作用とインスリンの効きを良くする作用の両方を持っており、ビグアナイド薬とは一部の作用が共通しています。この薬は単独では低血糖を起こす危険はほとんどありませんが、スルホニル尿素薬・速効型インスリン分泌促進薬・インスリン注射と併用すると低血糖が起こることがあります。

10. 配合薬

　配合薬は、上記のいずれか2種類の薬を混合して1つにした錠剤です。2つの薬をそれぞれ服用した場合にくらべて、飲む薬の種類や量が減って、飲

み忘れなどが減ることが期待されます。

Ⓒ 経口薬を使用するうえで注意すること

1．低血糖

インスリン注射だけでなく経口薬だけで治療している場合でも、スルホニル尿素薬・速効型インスリン分泌促進薬では低血糖の危険性があります。低血糖の症状・予防法・対処法については「❿ 低血糖にどのように対応するのか？」の章を参照してください。

2．妊娠と経口薬

妊娠中に経口薬を用いることは禁忌（使用してはいけない）です。食事・運動療法で十分な血糖管理が得られない場合には、インスリンでの治療をおこないます。妊娠を希望する人やその可能性がある人、授乳中の人は、なるべく早めに主治医に相談して妊娠前からインスリン療法をおこなうようにしてください。

4 注射薬による治療はどのようにおこなうのか？

2型糖尿病には、経口薬の治療のほかに注射薬による治療があります。インスリンと、インクレチン作用を強める GLP-1 受容体作動薬があります。いずれの薬も、内服すると消化管で分解されて効果が出なくなってしまうため、注射をおこなう必要があります。注射薬と聞くと心理的な抵抗を感じる方もいるかもしれませんが、注射薬を使用しているからといって、決して糖尿病や合併症が重症であるわけではありません。むしろ最近では、病状の進行していない、早期からの導入も積極的におこなわれていますので、主治医から注射薬を勧められた場合でも、悪いイメージを抱かないでいただければと思います。

Ⓐ インスリン注射による治療

インスリンは膵臓の β 細胞から分泌されるホルモンで、血糖値を下げる働

きがあります。1型糖尿病の患者さんでは、糖尿病の治療薬は原則的にインスリン注射が中心です。2型糖尿病の患者さんの場合、今まで説明してきた食事療法・運動療法・経口薬で治療しても血糖値が下がらず、高血糖が続くときにはインスリン注射を開始します。しかし場合によっては、経口薬を使用する前にインスリン注射をおこなうこともあります。

　インスリンの自己注射は、患者さん自身が自宅でおこなうものですが、皮下注射といって、腹部などの皮下脂肪に注射をするもので、手技もむずかしくありませんし、痛みもほとんどありません。

1. どんなときにインスリン注射が必要か

a）血糖値がうまく管理できないとき

　食事療法や運動療法が一時的に乱れて経口薬が効かなくなった場合や、当初効いていた経口薬が長期間飲んでいるうちに徐々に効かなくなり、飲む量を増やしても血糖値がうまく管理できないときには食事療法と運動療法を見直したうえでインスリンを使用します。

b）ケトアシドーシスがあるとき

　感染症や強いストレスのあったときには高血糖状態が続くことになり、その結果として意識障害を伴う糖尿病性ケトアシドーシスという重篤な状態になることがあります（「❾ 緊急治療を必要とする意識障害が起こったらどうするか？」の章を参照）。糖尿病性ケトアシドーシスになったとき、またはそのような状態であることが予想されるときには、経口薬では治療できないのでインスリンを使用します。

c）病気になったときや手術を受けるとき

　血糖値がうまく管理できているときでも、インフルエンザや肺炎などの急性の感染症にかかったり、大きなけがをしたり、開腹（かいふく）手術など大きな手術を受ける場合、副腎皮質（ふくじんひしつ）ステロイド薬など高血糖をきたす薬を飲まなければならない場合などには、一時的にインスリン注射を必要とすることがあります。

d）妊娠しているとき

　妊娠を希望している場合や妊娠しているときには、経口薬が胎児に及ぼす影響を考えて、インスリン注射により血糖値を管理します。妊娠を希望するときは主治医にできるだけ早く相談してください（「❽ 妊娠中の糖尿病はどのように治療するのか？」の章を参照）。

e) 腎臓や肝臓の働きが悪いとき

腎臓や肝臓の働きが極端に悪くなったときには、経口薬の作用時間が長くなるなどの影響が出るため、多くの場合インスリン注射に変更します。

2. どのようにインスリン注射をおこなうのか

1型糖尿病の患者さん（とくに成人）では、1日4〜5回のインスリン注射（強化インスリン療法）が原則です（**図2c**）。一方、2型糖尿病の患者さんでは病状に合わせて、以下の方法から適した治療を選びます（**図2**）。インスリン製剤の種類については、「図1. わが国で市販されている主なインスリン製剤」（51ページ）を参照してください。また、インスリン注射の方法などは「❻ 1型糖尿病はどのように治療するのか？」を参照してください。

a) 1日1〜2回のインスリン注射（図2a）

2型糖尿病の患者さんの多くはインスリンを分泌する能力がある程度保たれています。このような状態であれば、中間型・混合型・持効型溶解などのインスリン製剤を1日1〜2回注射することで、血糖の管理状態を良好に保つことが可能となります。

b) 1日3回のインスリン注射（図2b）

食事の前に1日3回注射するインスリン療法をおこないます。超速効型や速効型または混合型インスリンから糖尿病の症状に適したインスリンを用います。

c) 1日4回以上のインスリン注射（図2c）

2型糖尿病であってもインスリンの分泌が著しく減少している場合には、1型糖尿病と同様に1日4回の注射をする強化インスリン療法が必要な場合もあります。中間型や持効型溶解のインスリンを1日1〜2回注射し、さらに食事に合わせて1日3回速効型や超速効型インスリンを注射します。

3. ほかの薬剤とインスリンの併用療法

インスリンと経口薬やGLP-1受容体作動薬を併用して治療をおこなうことがあります。ただし、血糖値を下げる働きが強まるため、低血糖には注意が必要です。

4. インスリン治療の副作用

インスリン治療の副作用の主なものは低血糖です。症状や対応は経口薬の

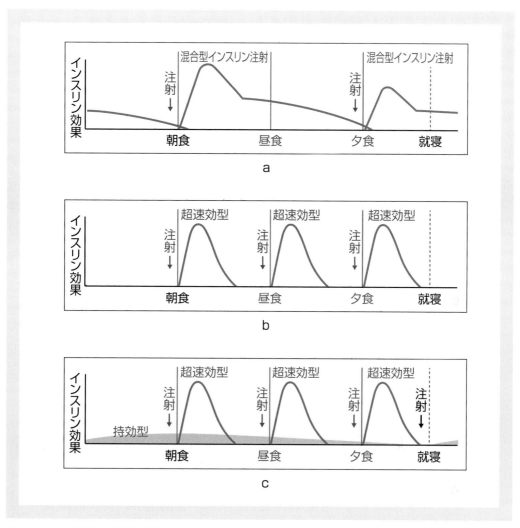

図2　インスリン注射の例
　a：混合型インスリンの2回注射の例
　b：超速効型インスリンの3回注射の例
　c：強化インスリン療法の例

　場合と同様です。本書の「❿ 低血糖にどのように対応するのか？」を参照して
ください。

Ⓑ GLP-1 受容体作動薬・GIP/GLP-1 受容体作動薬の注射による治療

　食事中の栄養素が胃から小腸に到達すると、GLP-1（グルカゴン様ペプチド1）、GIP（グルコース依存性インスリン分泌刺激ポリペプチド）などのインクレチンと呼ばれるホルモンが分泌され、膵臓からのインスリン分泌を促進します。膵臓の β 細胞にはインクレチンを受け止めるカギ穴（受容体）があります。本薬は β 細胞の受容体に働き、インスリン分泌を促進する注射薬です。他の内服薬やインスリン注射と併用することもあります。また、食欲を抑える働きがあり、体重を低下させる作用があります。なお、週に1回注射すればよい、作用時間の長い薬も発売されています。以前より GLP-1 受容体作動薬（**表3**）が用いられてきましたが、2023 年に GIP と GLP-1 受容体の両方に作用する GIP/GLP-1 受容体作動薬（**表4**）が発売されました。

　主な副作用としては吐き気、嘔吐、下痢、便秘の胃腸症状があります。この薬は単独での低血糖は少ないといわれていますが、スルホニル尿素（SU）薬・速効型インスリン分泌促進薬・インスリン注射を併用する場合には低血

表3　わが国で市販されている GLP-1 受容体作動薬

一般名	商品名	用量	注射回数
リラグルチド	ビクトーザ皮下注	0.3〜1.8mg/ 日	1日1回
エキセナチド	バイエッタ皮下注	10〜20µg/ 日	1日1〜2回
リキシセナチド	リキスミア皮下注	10〜20µg/ 日	1日1回
デュラグルチド	トルリシティ皮下注 0.75mg アテオス	0.75mg/ 週	週1回
セマグルチド	オゼンピック皮下注	0.5mg/ 週	週1回

使用上の注意
バイエッタ：スルホニル尿素薬との併用で使用する。スルホニル尿素薬＋ビグアナイド薬、またはスルホニル尿素薬＋チアゾリジン系薬との併用も可能。

表4　わが国で市販されている GIP/GLP-1 受容体作動薬

一般名	商品名	用量	注射回数
チルゼパチド	マンジャロ皮下注アテオス	2.5 〜 15mg/ 週	週1回

表5　持効型溶解インスリン製剤と GLP-1 受容体作動薬の配合剤

一般名	商品名	用量	注射回数
インスリンデグルデク / リラグルチド	ゾルトファイ	10～50 ドーズ	1日1回
インスリングラルギン / リキシセナチド	ソリクア	5～20 ドーズ	1日1回

糖が起こることがあり、注意が必要です。また、この注射薬はインスリンの代わりでありませんので、インスリンの分泌が著しく減少している人が、インスリンを中止して本薬に治療を変更すると、ケトアシドーシスなどの重篤な副作用が起こることがあり、注意が必要です。

　また、持効型溶解インスリンと GLP-1 受容体作動薬の配合薬も発売されています（**表5**）。

医療者のための　患者さんへの情報提供のポイント

　2型糖尿病の治療においては、生活習慣の改善が重要です。食事療法と運動療法の開始・継続が治療の基本であり、それでも血糖の良好な管理状態が達成されない場合、薬物療法を開始します。

　長期にわたる治療を継続し、中断を防ぐためには、患者教育や医療チームによる支援などが重要です。

［食事療法・運動療法について］

✓ 適正なカロリーで、バランスの取れた、規則正しい食事療法で、肥満の解消と適正体重の維持を目指しましょう。また、合併症の進展防止のためには脂肪・塩分摂取の管理も必須です。

✓ 運動療法の継続は、糖・脂質代謝の改善、体脂肪・内臓脂肪の減少、心肺機能の向上、ストレスの解消、骨粗鬆症の防止などの効果があります。運動の種類としては有酸素運動が適しており、さらにレジスタンス運動と組み合わせると効果的です。なお、運動による悪影響を防ぐために、開始前・継続中のメディカルチェックが必要です。

［薬物療法について］

✓ 十分な食事療法や運動療法を 2～4 ヵ月間おこなっても、目標とする血糖の管理状態が達成されない場合、それぞれの病態（インスリン分泌低下かインスリン抵抗性か、など）に応じた薬物療法を開始します。治療薬には経口薬や注射薬（インスリン・GLP-1 受容体作動薬）があります。その際、低血糖などの副作用に注意する必要があります。

［合併症について］

✓ 糖尿病の合併症である細小血管合併症や動脈硬化症の発症・進展抑制のためには、血糖だけでなく、体重・血圧・血中脂質の良好な管理や、禁煙・節酒も重要です。とくに糖尿病性腎症では、病期により、タンパク質と塩分の摂取に注意が必要です。

8

妊娠中の糖尿病は
どのように治療するのか？

● 糖尿病を持つ女性が妊娠を希望する場合は、妊娠前から血糖値の管理を
厳しくしておくことが重要です。

● 食事療法と軽い運動で血糖値を適正な範囲に保つことができない場合は、
インスリン療法に切り替えます。

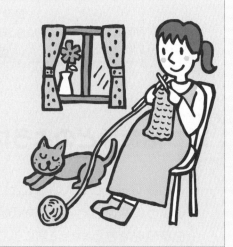

1 糖代謝異常のある妊婦さんではなぜ厳格な血糖管理が必要なのか？

　妊婦さんにみられる糖代謝異常には、妊娠前から糖尿病がある「糖尿病合併妊娠」と、妊娠中に発見されるものとがあります。後者には糖尿病より代謝異常の程度が軽い「妊娠糖尿病」と、「妊娠中の明らかな糖尿病」とがあります（「❸-❺ 妊娠糖尿病とは？」の項を参照）。妊娠初期に母体の血糖値が高いと、赤ちゃんに先天異常が起こる可能性が高まります。そのため糖尿病を合併した女性では妊娠前から血糖値を適正な範囲まで下げてから妊娠する「計画妊娠」が必要です。また、糖尿病があることに気づかないまま妊娠するようなことがないよう、妊娠を希望する女性は妊娠前に血糖検査を受けることが大切です。

　妊娠中に母体の血糖値が高いと、ブドウ糖は胎盤を通して赤ちゃんに運ばれ、赤ちゃんが大きくなりすぎて（巨大児）、難産や新生児低血糖、黄疸などの合併症が起こりやすくなります。これらを防ぐためには妊娠の全期間を通して厳格に血糖値を適正な範囲に保つ必要があります（表1）。

表 1　妊娠中の血糖値の管理目標

	目　標
空腹時血糖値	70〜95 mg/dL
食後血糖値	食後 1 時間 140 mg/dL 未満 または 食後 2 時間 120 mg/dL 未満
HbA1c	6.5%未満* (* 低血糖のリスクなどを考慮のうえ、個別に設定)

2 治療はどのようにおこなうのか？

　治療でもっとも大切なことは、お母さんの高血糖に伴う合併症が起こらないようにすることとおなかの赤ちゃんが健全に発育することであり、母体の血糖値をできる限り正常に近づけることです。ただし、糖尿病女性の場合、

低血糖が生じない程度の血糖値の管理が必要です。

血糖値をモニター（監視）する

　妊娠中は胎盤からインスリンの働きを鈍らせるホルモンが分泌されることなどにより血糖値が上昇し、妊娠後半期はとくに血糖値の管理がややむずかしくなります。このような状況のなかで**表1**に示すような厳格な目標を維持するためには、受診時だけでなく、妊婦さん自身が家庭で血糖値を測る（血糖自己測定）必要があります。そのデータをもとに治療が定められます。1型糖尿病の妊婦さんの場合、持続血糖モニターが有用となることがありますので、担当医に相談してください。

Ⓑ 食事療法

　妊娠糖尿病女性の多くは食事療法だけで目標となる血糖値を達成できます。このためには、普段の糖尿病食の指示エネルギー量に赤ちゃんの発育に必要なエネルギー量を追加した食事を摂ります。必要なエネルギー量は目標体重kgあたり30キロカロリーに妊娠の経過により、妊娠初期＋50キロカロリー、中期＋250キロカロリー、後期＋450キロカロリー、授乳期＋350キロカロリーとする方法や、妊娠中全期間一律に＋200キロカロリーとする方法がとられています。肥満のある妊婦さん（妊娠前BMIが25以上）では全期間を通じて目標体重1kgあたり30キロカロリーで十分です。

　また、とくに肥満妊婦さんでは妊娠中の体重が増えすぎないよう、注意しましょう。また、食事をゆっくり食べることも有効です。

　適切なエネルギー量の摂取をしていても目標となる血糖値を達成できない場合、分食する方法もあります。

Ⓒ インスリン療法

　妊娠前からインスリンを使っていた方はもちろんのこと、経口薬で治療していた方もインスリン療法への切り替えが必要となります。それは経口薬がおなかの赤ちゃんに安全とは言い切れないからです（メトホルミンは妊娠判明後の中止で構いません）。妊娠前にインスリンに切り替えておきましょう。

「妊娠糖尿病」でも食事療法で目標の血糖値を達成できない場合はインスリン注射を使います。糖尿病の妊婦さん（「糖尿病合併妊娠」と妊娠してから糖尿病と診断された人）では強化インスリン療法（「⑥-② インスリン療法はどのようにおこなうのか？」の項を参照）をおこないます。食後の血糖値のみが高くなる妊娠糖尿病の場合には、食前に速効型あるいは超速効型インスリンを用います。

血糖値を正常に保つためのインスリンの必要量は妊娠が進むにつれて増加します。出産が終わると血糖値は急に低下することが多いので、インスリン量の減量や中止が必要になります。

3　母体に起こる合併症とは？

妊娠中は血糖値が上昇しやすく、かぜや下痢などからケトアシドーシス（「⑨ 緊急治療を必要とする意識障害が起こったらどうするか？」の章を参照）を起こすことがあります。また、早産予防の薬も血糖値を著しく上昇させることがあります。血糖自己測定で高血糖が続いたらすみやかに主治医に連絡しましょう。網膜症や腎症などの糖尿病合併症が悪化することもあるので、妊娠前によく調べ、妊娠中は眼底検査や尿のくわしい検査などを受けることが大切です。また、糖代謝異常のある妊婦さんは、妊娠高血圧症候群や早産が起こりやすいので十分な注意が必要です。

「妊娠糖尿病」は出産後も糖代謝異常が続いたり、いったんよくなっても年月を経て本当の糖尿病になる可能性があります。出産後 6〜12 週間の時点で糖代謝の検査を受け、その後の生活指導や検査の予定などをきちんと守りましょう。

医療者のための　患者さんへの情報提供のポイント

　妊娠中の食事療法や軽い運動療法などの生活習慣の改善により、おなかの赤ちゃんの過剰な発育（体重増加）など妊娠中の合併症を予防できる可能性があります。

[食事療法について]

✓ とくに食後高血糖が妊娠合併症と関連することが知られています。食事の炭水化物に含まれる糖質が食後の血糖値に影響するので、グリセミック指数を意識することも必要でしょう。

✓ 食事の際、なるべく食物繊維の多い食べ物から摂取し、良質タンパク質を摂取し、動物性脂肪の摂取が多くならないよう、注意しましょう。

✓ 脂質の摂取目安量は、1日の摂取エネルギー量に対して30％を超えないよう、注意しましょう。

[運動療法について]

✓ 食後の家事を含む軽い運動は食後血糖値の上昇を抑えるために有用な可能性があります。

✓ ただし、切迫流産や切迫早産、妊娠高血圧症候群を合併されている場合は安静第一です。また、妊娠中の階段降下は可能な限り避けましょう。

[インスリン療法について]

✓ 妊娠が進むにつれインスリン必要量が多くなることに注意しましょう。

✓ 産後はインスリン必要量が減ることに注意しましょう。

✓ 1型糖尿病女性の場合、低血糖が生じないように注意しましょう。

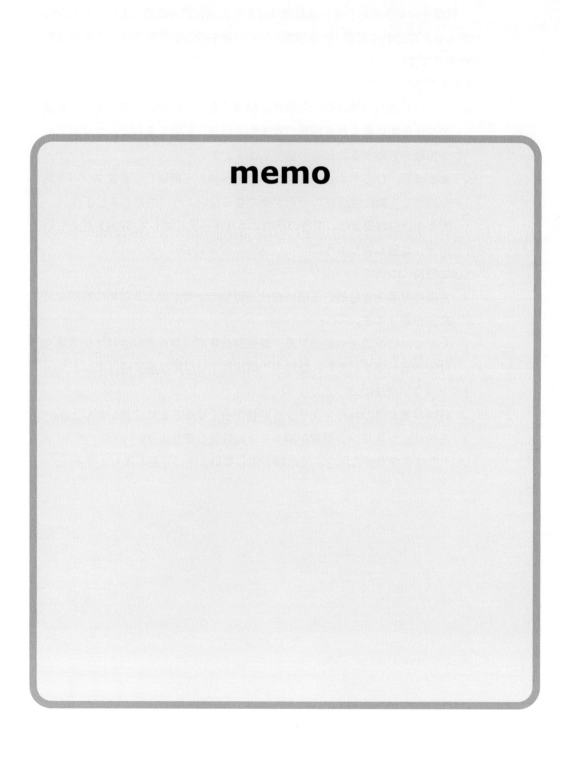

memo

9

緊急治療を必要とする意識障害が起こったらどうするか？

● インスリンが不足して血液が酸性になったり脱水症状などが起こると、「糖尿病性昏睡」という意識障害になることがあり、緊急な治療が必要となります。

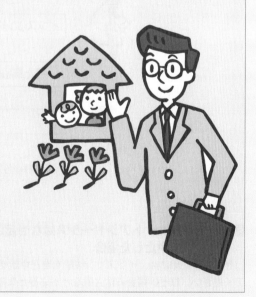

1 糖尿病性昏睡とは？

　糖尿病の患者さんに起こる糖尿病性昏睡には、「糖尿病性ケトアシドーシス」と「高浸透圧高血糖状態」の2種類があります。どちらも生命にかかわる危険な状態です。

Ⓐ 糖尿病性ケトアシドーシスとは

　インスリンが不足した状態では、脂肪の分解が高まり、最後に「ケトン体」という物質になります。このケトン体が著しく高くなり、血液が酸性に傾き、ケトアシドーシスと呼ばれる状態になります。ケトアシドーシスは1型糖尿病で主にみられ、糖尿病発症時やインスリン注射を中断したとき、あるいは感染症や外傷などによって極端にインスリンの必要性が増加したときに起こります（**図1**）。2型糖尿病でも同じように感染症や外傷などの強いストレスが

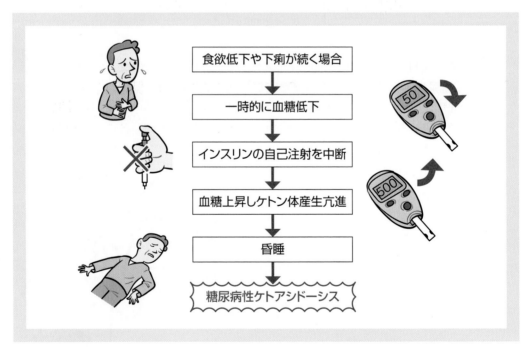

図1　糖尿病性ケトアシドーシスはなぜ起こるのか〜1型糖尿病患者さんがインスリン注射を中止した場合
　予防するためには、インスリン注射を自己中断せず水分を補給し、できるだけ早く主治医に連絡をとってください。ひどい場合には入院などが必要となることがあります。

あったとき、また清涼飲料水を多量に飲んだとき（清涼飲料水ケトーシス）などでケトアシドーシスを起こすことがあります。ケトアシドーシスでは、口渇、多飲、多尿、体重減少、全身倦怠感などの糖尿病に典型的な症状が急激に起こります。さらに悪化すると、呼吸困難、速くて深い呼吸（クスマウル大呼吸と呼びます）、あるいは悪心、嘔吐、腹痛、意識障害などが起こります。

Ⓑ 高浸透圧高血糖状態とは

　著しい高血糖と飲水量不足によって脱水がひどくなり、血液が極端に濃縮して起こります。ただし、最低限のインスリンは分泌されていますので、ケトアシドーシスにはならないか、なっても軽いのが特徴です。高浸透圧高血糖状態は 2 型糖尿病の高齢者に多くみられます。感染症、脳卒中、副腎皮質ステロイド薬および利尿薬の頻用、高カロリー輸液などが原因となります。

2　糖尿病性昏睡はどのように治療するのか？

　糖尿病性昏睡あるいはそれに近い状態では、一刻も早く入院のうえ、大量の輸液とインスリンの投与が必要です。疑わしい場合は主治医に連絡して、できるだけ早く診察を受けるようにしてください。ケトアシドーシスの治療では、輸液によって高度の脱水とショック状態を治すことと、インスリンの投与によって高血糖とケトアシドーシスを是正することが重要になります。高浸透圧高血糖状態の治療は、ケトアシドーシスの治療と基本的には同じですが、輸液による脱水の改善がもっとも重要です。

3　糖尿病性昏睡は予防できるのか？

Ⓐ ケトアシドーシス性昏睡の予防

　ケトアシドーシスは早期に発見すれば予後は良好ですが、何よりもその発症を予防することが大切です。また、経口糖尿病薬の SGLT2 阻害薬による正常血糖ケトアシドーシスがまれに認められ、注意が必要です。ケトアシドー

シスは、口渇、多飲、多尿、全身倦怠感、体重減少といった典型的な症状に続いて起こります。これらの症状をよく覚えておき、症状があったときには血糖自己測定、尿ケトン体の測定をおこない、予防・早期発見することが重要です。

Ⓑ 高浸透圧高血糖状態の予防

高齢の糖尿病の患者さんは、高血糖に気がつかないうちに脱水がひどくなり、高浸透圧高血糖状態を起こすことがあります。感染症やほかの疾患を合併したときには、血糖値を適正な範囲に保つことができなくなり、高浸透圧高血糖状態を起こすことがよくあるということを覚えておいてください。日頃から高血糖の症状がある場合には水分を補給して、早めに病院を受診することの必要性を家族も含めてよく確認しておきましょう。

医療者のための　患者さんへの情報提供のポイント

　患者にみられる代謝性意識障害として、①ケトアシドーシス性昏睡、②高浸透圧高血糖状態、③乳酸アシドーシス、④低血糖性昏睡があります。このうちケトアシドーシス性昏睡と高浸透圧高血糖状態は「糖尿病性昏睡」と呼ばれます。

［ケトアシドーシス性昏睡について］

✓　インスリンの絶対的欠乏により、脂肪分解が亢進しケトン体産生が著増します。

✓　1型糖尿病の患者さんのインスリン中断例に多いですが、劇症1型糖尿病やペットボトル症候群（清涼飲料水ケトーシス）にもみられます。

✓　動脈血ガス分析にて代謝性アシドーシスを認め、アニオンギャップが開大します。

✓　治療には全身管理が必要であり、生理食塩水による脱水の改善、インスリン静脈内投与による血糖改善、血清カリウムの補正を必要とします。

✓　感染やDIC（播種性血管内凝固症候群）の合併に注意を要し、積極的に治療をおこないます。

［高浸透圧高血糖状態について］

✓　著しい高血糖のため浸透圧利尿が起こり、高度の脱水をきたします。

✓　高カロリー輸液、経管栄養、ステロイド薬、清涼飲料水多飲などが誘因となります。

✓　ほとんどが2型糖尿病に起こり、症状が気づかれにくく重症化しやすいです。

✓　治療は脱水の改善、インスリン投与、基礎疾患の治療をおこないます。

［乳酸アシドーシス］

✓　糖尿病治療薬メトホルミンの重大な副作用として注意が必要です。

✓　腎障害、高齢者にはメトホルミンの使用が制限されており、ヨード造影剤の使用時には休薬を必要とします。

memo

10

低血糖に
どのように対応するのか？

● 経口薬やインスリンで治療をおこなっている場合に低血糖になることが
  あります。

● 食事の量が少なかったり運動量が多すぎたりしたときには要注意です。

● 低血糖に備え、常にブドウ糖や砂糖を用意しておきましょう。

● 意識を失った場合に備えて糖尿病連携手帳や、糖尿病であることを記載
  した巻末付録の携帯カードを身につけておきましょう。

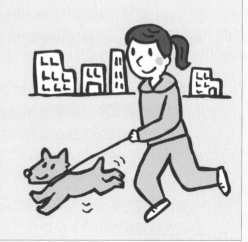

1 どうして低血糖になるのか？

　低血糖とは、血液中のブドウ糖が少なくなりすぎることで、具体的には血糖値がおよそ 70 mg/dL 未満になった状態です。低血糖は、インスリン分泌を刺激する経口薬やインスリン注射の量が多すぎた場合、また経口薬やインスリンの量は変わらなくても食事量が少なかったり、運動量が多い場合などに起こります。

2 低血糖の症状とは？

　低血糖の症状は血糖値の低さの程度に応じて**図1**で示したように進行します。

　①**自律神経症状：血糖値 70〜55mg/dL 程度**

　はじめは異常な空腹感、だるさなどが生じますが、気がつかないこともあります。その後、冷汗、動悸、ふるえ、熱感、不安感、悪心などの症状が現れます。血糖値を上げるためのホルモンが分泌されるからです。これらの症状は「警告症状」とも呼ばれます。このときに低血糖に気づいて対処すると重い低血糖を避けることができます。

　②**中枢神経症状：血糖値 50mg/dL 程度**

　さらに血糖値が下がると、脳の神経細胞がエネルギー源とするブドウ糖を利用できなくなるため、神経や精神の働きの低下による症状が現れます。眠気、強い脱力、めまい、強い疲労感、集中力の低下や混乱、言葉が出ない、物が見えにくい、時間や場所がわからないといった症状です。

　同時に、元気がない、不安、抑うつ、攻撃的、過敏で不機嫌、周囲と調和が取れない、動作がぎこちないなどの精神症状が現れることもあります。

　③**大脳機能低下：血糖値 30mg/dL 程度**

　さらに血糖値が下がった場合には、けいれん、意識消失、一時的な体の麻痺、昏睡といった症状が現れて、長時間続くと生命に危険な状態になります。

　低血糖の症状や低血糖が現れる血糖値は一定ではなく個人差があり、自分がどんな症状が出やすいか知っておくことが大切です。

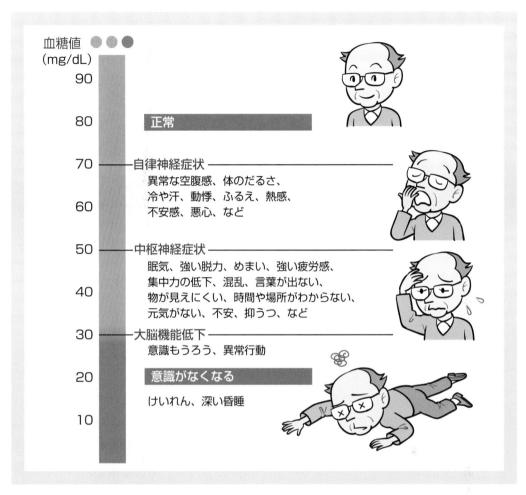

図1 低血糖の進行とその症状

3 どのようなときに低血糖になりやすいのか？

経口薬やインスリンで治療をしている患者さんでは、次のようなときに低血糖を起こしやすくなります。

① 十分な食事の量が摂れなかったり、食事時間が遅れたとき。

② 運動量や労働量が多すぎるとき、または空腹感の強いときに激しい運動をおこなったとき。

③ 経口薬やインスリンの量を増やしたり、服薬や注射する時間を変更したとき。

④ 解熱薬、鎮痛薬、抗不整脈薬などの薬やアルコール類を飲んだとき。
⑤ 性周期では月経開始とともに起こりやすくなります。

4 無自覚性低血糖とは？

　低血糖が起こっても警告症状が現れずに、低血糖に気がつかない場合があります。これを「無自覚性低血糖（むじかくせいていけっとう）」と呼び、いきなり意識障害や昏睡を起こすために注意が必要です。無自覚性低血糖は、低血糖を繰り返すことがその原因となることがあります。低血糖が起こらないようにすることで、本来の低血糖への反応が戻ってきます。このためには普段から血糖自己測定をおこなって、未然に低血糖を予防する対策を主治医とよく相談しましょう。

5 低血糖にどのように対応するのか？

　低血糖をあまり怖がりすぎると、血糖値を適正な範囲に保つことがむずかしくなってしまいます。ただし、低血糖の症状が起こったときはがまんしないで早く処置することが必要です。危険な場所での作業や自動車の運転などでは低血糖が事故につながります。血糖自己測定や補食による対策を事前に主治医と相談しておきましょう。

自分で対処できる軽い低血糖の場合

　低血糖の症状を感じたらブドウ糖 5～10ｇか砂糖 10～20ｇ程度をすぐに摂（と）りましょう（**図2**）。普段からブドウ糖を含む製品や砂糖を手の届く場所に用意しておくことが大切です。消化吸収に時間がかかるアメやチョコレートは緊急用には適しません。清涼飲料水やジュースでブドウ糖や砂糖を含むもの（200～350 mL）でもよいのですが、商品によっては血糖値を上げる効果がない人工甘味料が入っているものもあるので事前に確認する必要があります。

　糖分を補給したあとはできるだけ安静にしましょう。普通は 15～20 分で症状がおさまります。その後、食事時間が近ければ食事にするか、炭水化物

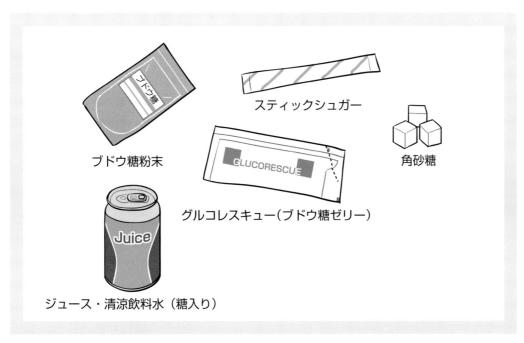

ブドウ糖粉末

スティックシュガー

グルコレスキュー（ブドウ糖ゼリー）

角砂糖

ジュース・清涼飲料水（糖入り）

図2　低血糖の際に摂るとよいもの

の多い食品（『食品交換表』の「表1」の食品：67ページの図1参照）を2単位ほど摂って再発を防ぎます。低血糖を起こしたときは早めに主治医に報告して指示を受けるようにしてください。

Ⓑ 自分で対処がむずかしい重い低血糖の場合

　十分に注意していても、急に意識を失うような強い低血糖が起こるかもしれません。普段から糖尿病連携手帳や、「自分は糖尿病である」ことを書いたカード（巻末付録）を身につけ、重い低血糖が起こった場合にすぐに治療を受けられるようにしておきましょう。万一の場合に備えて、家族や友人、同僚にも低血糖について知っておいてもらうことも大切です。

　もし意識がおかしくなって自分で何もできなくなったときは、誰か周囲の人に砂糖やジュースなどを口に入れてもらわなければなりません。むせるときには気管に入ることがありますので無理に飲ませないでください。歯肉に糖質を塗りつける方法もあります。飲めないほど意識がなくなったときは、すぐに救急車で最寄りの病院へ行き、ブドウ糖の注射を受ける必要があります。

　低血糖に気がつきにくく意識障害を起こしやすい人は、万一に備えてグルカゴン（血糖値を上げるホルモン）の点鼻粉末薬を自宅や学校・職場に用意しておきましょう。容器の先端を鼻の穴に入れて注入ボタンを押すことで、緊急時にグルカゴンを簡単に投与することができます。病院で相談すると処方してくれますので、準備しておいて意識不明になったときに身近な人に使用してもらいます。使い方について、あらかじめご家族や周囲の人と相談しておくとよいでしょう。

6　糖尿病治療中の留意点について

Ⓐ 糖尿病治療薬に伴う低血糖

　糖尿病治療薬を使用している間は、常に低血糖の危険性があることを念頭に置きながら治療を受けてください。インスリン治療によって厳格な血糖管理をめざしている場合は、低血糖の頻度が増加します。経口薬のなかでは、スルホニル尿素（SU）薬はほかの経口薬に比べて、血糖降下作用が強く、ブドウ糖投与で改善してもしばしば再発するため注意が必要です。腎機能低下者ではとくに注意が必要です。また、速効型インスリン分泌促進薬も低血糖の原因となります。

注意）α-グルコシダーゼ阻害薬使用時の低血糖について

　α-グルコシダーゼ阻害薬を服用中は、砂糖が吸収されにくい状態となっています。必ず普段からブドウ糖を持ち歩いて、低血糖になったらすぐブドウ糖を摂ってください。

Ⓑ 虚血性心疾患や腎機能障害を有しているとき

　狭心症や心筋梗塞といった虚血性心疾患を有している患者さんでは、とくに低血糖をきたさないように注意することが大切です。低血糖は交感神経を活性化し、虚血状態にある心筋にストレスを与えるからです。腎機能低下患者では、罹病期間が長く心血管病変を有する例が多いため、低血糖は避けるべきです。

ⓒ 高齢者の糖尿病患者さん

　高齢者の糖尿病患者さんは低血糖を起こしやすく、また低血糖の症状が出現しにくいため、重症低血糖になりやすいので注意が必要です。

　虚血性心疾患、腎機能障害者、高齢の患者さんでは、血糖管理目標や治療法を、低血糖を起こさないよう個別に設定することが必要です。

ⓓ 自動車の運転について

　自動車の運転中の低血糖発作は、大きな事故につながる可能性があります。低血糖になるおそれがある人は、近距離の移動であっても、運転前に血糖値を確認しておきましょう。また、車内にブドウ糖を含む食品を常備し、少しでも低血糖の気配を感じたら、車を安全な場所に停めてすみやかに対処してください。

10. 低血糖にどのように対応するのか？

医療者のための　患者さんへの情報提供のポイント

　糖尿病における低血糖は、インスリン注射や経口血糖降下薬による治療で起こる頻度の高い副作用です。低血糖の原因、症状、対処方法については、患者さん本人だけではなく家族や周囲の人にも正しく理解していただく必要があります。

[なぜ低血糖になるのか]

✓ 低血糖とは血糖値が生理的変動の範囲を超えて低下することをいい、一般的には血糖値が 70 mg/dL 以下となる場合をさします。

✓ 低血糖はインスリン注射や経口血糖降下薬の過剰投与、食事摂取量の減少、飲酒、運動、腎機能低下などにより起きやすくなります。

✓ 低血糖が起きた場合は、原因について患者さんといっしょに考え、再発を予防することが大切です。

[低血糖の症状]

✓ 低血糖の症状には個人差があります。

✓ 血糖値が 70 mg/dL 以下になると、アドレナリンの分泌が増加し冷汗・ふるえ・動悸などの交感神経症状が出現します。50 mg/dL 以下になると、眠気・頭痛・めまい・倦怠感・異常行動など中枢神経のブドウ糖欠乏による症状が出現し、さらに 30 mg/dL 以下になるとけいれんや昏睡にいたります。

✓ 高齢者や乳幼児、低血糖を繰り返している人、自律神経障害のある方などでは、無自覚性低血糖を起こすことがありますので注意が必要です。

✓ 低血糖に対し不安や恐怖感を持つ患者さんは少なくありません。低血糖をよく理解し、適切に対応してもらうため、繰り返して指導しましょう。

[低血糖にどのように対応するのか]

✓ 低血糖の症状が出たときは、がまんしないですぐに対処する必要があります。

✓ ブドウ糖で 5〜10 g、砂糖で 10〜20 g を摂取し、症状が改善するまで安静にするように指導しましょう。

✓ α-グルコシダーゼ阻害薬を内服している場合は、砂糖の吸収が遅れるため、低血糖時にはブドウ糖を服用する必要があります。

✓ 体調不良時や低血糖を繰り返す場合は、主治医に相談できるように緊急時の連絡先を伝えておきましょう。

11

ほかの病気にかかって体調不良の場合（シックデイ）や手術を受けるときはどうするのか？

● 糖尿病患者さんが他の病気により発熱・下痢・嘔吐・食欲不振などの体調不良になることをシックデイと呼びます。

● 血糖値を適正な範囲に保つことがとても困難になることもあり、事前にシックデイの対応（危機管理）を主治医と相談しておく必要があります。

● 大きな手術の際には、手術のストレスにより、シックデイと同様に血糖値を適正な範囲に保つことがむずかしくなることがあります。

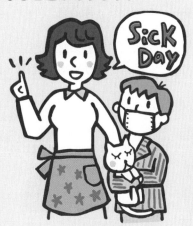

1 シックデイとは？

　糖尿病の患者さんもかぜをはじめとするさまざまな病気にかかります。その際、発熱・下痢・嘔吐・食欲不振などの体調不良になり、血糖値が乱れやすくなった状態を「シックデイ Sick Day（病気の日）」と呼びます。病気というストレスでさまざまなホルモンが分泌され、インスリンの働きが抑制されるため高血糖となり、対応を誤ると糖尿病性昏睡（ケトアシドーシス）を起こすことがあります。その反対に、通常の食事ができず、食べる量が少ないにもかかわらずいつもどおりに薬を飲んだり注射をすると、低血糖が起きることがあります。つまり、シックデイでは血糖値が乱高下しやすくなるのです。

　シックデイの主な病気としては呼吸器感染症と消化器疾患があります（**表1**）。呼吸器感染症では、せきやたんとともに発熱し、一般に血糖値は上昇します。インスリンの量を増やしたり、経口薬をインスリンに切り替える場合もあります。また消化器疾患では、腹痛や嘔吐・下痢のため、食事や水分が

表1　シックデイが起こりやすい病気の種類

1．呼吸器感染症	3．皮膚感染症
・かぜ症候群（鼻・咽頭・喉頭）	4．消化器疾患
・急性気管支炎	・急性胃炎
・急性肺炎	・胃潰瘍、十二指腸潰瘍
・インフルエンザ	・急性腸炎（小腸・大腸）
2．尿路系疾患	・急性肝炎
・尿道炎	・胆石症
・膀胱炎	・急性膵炎
・腎盂腎炎	5．外傷、火傷、凍傷など
・尿路結石症（腎・尿管・膀胱）	

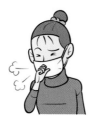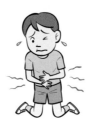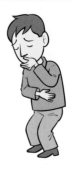

摂れずに低血糖や、逆に脱水から糖尿病性昏睡となる危険もあります。

　シックデイでは、食事や水分がどの程度摂れるか、また、ほかの病気の重症度を考えて、経口薬や注射薬（インスリン・GLP-1 受容体作動薬）をどうするかが重要です。早めに主治医の指示を受けましょう。

2 経口薬や注射薬をどうするか？

Ⓐ 食事が普通にできる場合は

　普通に食事・飲水ができれば、経口薬や注射薬を通常どおり続けても構いません。しかし、食欲が低下してきたり、高熱や倦怠感で寝込んでしまうような感染症では、急速に高血糖となりケトアシドーシスの危険もあります。血糖自己測定の回数を増やし、可能であれば尿ケトン体を調べて、念のため主治医を受診することが大切です。

Ⓑ 食事が十分摂（と）れない場合は

　食事が摂れないといってもさまざまです。たとえば朝食はいつもどおりだが、昼食はまったくできず、夕食はいつもの半分の場合、また 3 食ともいつもの 1/3 程度の場合、などです。

1. 食事療法と運動療法のみで治療している場合は

　安静にして水分補給が十分なら、食事量が減っても大きな問題とはなりません。しかし水分も摂れなければ脱水となり、糖尿病性昏睡など危険な状態となることもあります。

2. 経口薬やインスリンで治療している場合は

　一般的に、2 型糖尿病では食事量が半分以下であれば投薬を減量ないし中止します。なかでも、発熱時・下痢など脱水のおそれがあるときには、メトホルミンや SGLT2 阻害薬は休薬します。ただし食事量が減っても低血糖ばかりとは限りません。病気のストレスで逆に高血糖となる場合もあります。1 型糖尿病の場合、食事が摂れなくてもインスリン注射を完全に中断してはい

けません。インスリン注射を中断すると、ケトアシドーシスによる昏睡の危険があります。インスリン量の調節は主治医に確かめておくか、連絡を取りましょう。適切な対応には血糖自己測定も不可欠です。1型糖尿病でSGLT2阻害薬を内服している場合には、血糖値が正常に近くてもケトアシドーシスの状態となっている可能性がありますので、全身倦怠・悪心嘔吐・腹痛などを伴う場合には、血中ケトン体または尿ケトン体を確認するとともに、SGLT2阻害薬の内服は中止して主治医に連絡を取りましょう。脱水症の場合には医療機関での点滴治療が必要です。

3 主治医を受診すべきケースは？

シックデイといっても病気の種類やそれが軽いか重いかはさまざまです。そのまま病状を観察するか、主治医に連絡して相談するか、あるいはすぐに受診すべきか、主治医とよく相談しておきましょう。**表2**に主治医を受診すべきシックデイのチェック項目をまとめました。

表2　主治医を受診すべきシックデイのチェック項目

☑ まったく食事が摂れない
☑ 下痢や嘔吐が続く
☑ 高熱が続く（38℃以上）
☑ 腹痛が強い
☑ 高血糖が続く（350mg/dL以上）
☑ 尿検査用紙を持っている場合：尿ケトンが強陽性となる
☑ 尿検査用紙を持っている場合：尿糖が強陽性となる
☑ 経口薬や注射薬（インスリン・GLP-1受容体作動薬）をどうしたらよいかわからない

4 手術を受ける際の血糖管理はどうするか？

大きな手術では、手術のストレスにより、血糖値を適正な範囲に保つことが困難になります。食事・運動療法、あるいは経口薬で治療中の患者さんでもインスリン療法に変更する場合があります。

手術を受ける際に重要なのは良好な血糖値が適正な範囲に保たれているこ

とです。また、細小血管の合併症（網膜症、腎症、神経障害）や太い血管の合併症（心筋梗塞、脳卒中）などが術後の経過に大きな影響を与えることがあります。医師は術前にこれらの合併症がないかどうか、あればどの程度かを判断します。緊急時には血糖値が適正な値ではなくてもやむをえず手術をすることがあります。通常、手術前後はインスリンで血糖値の管理をおこないます。

　なお、ビグアナイド薬で治療中に、手術に関連してヨード造影剤を用いた検査を受ける場合は、乳酸アシドーシスを予防するために、検査前後2日間はビグアナイド薬を中止します（74ページ参照）。

医療者のための　患者さんへの情報提供のポイント

［シックデイについて］

✓ 糖尿病患者さんが他の病気により、発熱・下痢・嘔吐・食欲不振などの体調不良に陥り、血糖コントロール困難な状態を、シックデイと呼びます。

✓ 病気というストレスでさまざまなホルモンが分泌され、インスリン作用が抑制されるため高血糖となり、対応を誤ると昏睡を起こすことがあります。

✓ 通常の食事ができず、食べる量が少ないにもかかわらずいつもどおりに薬を続けると、低血糖が起きることもあります。

［シックデイ時の経口薬・注射薬について］

✓ 普通に食事・飲水ができれば、経口薬や注射薬を通常どおり続けても構いません。

✓ 2型糖尿病では、食事量が半分以下であれば、投薬を減量ないし中止する必要があります。

✓ 1型糖尿病では、食事が摂れなくても、血糖測定をおこないながらのインスリン注射は必須です。注射を中断するとケトアシドーシスの危険があります。

11. ほかの病気にかかって体調不良の場合（シックデイ）や手術を受けるときはどうするのか？

［シックデイ時の主治医への連絡・受診について］

✓ シックデイの病気の種類や、それが軽いか重いかはさまざまです。早めに主治医の指示を受ける必要があります。

✓ 経口摂取ができないとき、350 mg/dL 以上の高血糖が続くとき、意識状態の変容がみられるときは、医療機関を受診するように指導しましょう。

✓ シックデイの対応を事前に主治医と相談しておくとよいでしょう。

［手術を受ける際の注意について］

✓ 大きな手術の際には、手術侵襲等のストレスにより、シックデイと同様、血糖管理が困難になります。

✓ 食事・運動療法あるいは経口薬治療中でも、インスリン療法に変更する場合があります。

✓ 手術に伴うリスクを減らすためには良好な血糖管理が重要です。

［ステロイド薬投与時について］

✓ ステロイドは、インスリン作用を抑えるため高血糖となります。

✓ 午後〜夕食前後の血糖値が上昇し、早朝空腹時血糖値上昇は軽度にとどまることが多いため、空腹時以外の血糖値を測ることが重要です。

✓ 経口薬のみでは血糖管理は困難で、しばしばインスリン療法が必要となります。

12

治療中のこころの問題に
どう対応するべきか？

- 糖尿病と診断されたとき、多くの人は動揺します。糖尿病という病気を正しく理解することで、不安や悲しみを徐々に取り除いていきましょう。

- こころの不調は血糖値にも影響します。自分を悩ますストレスに早めに気がついて、解決策を試したり、相談できる人を探しましょう。行き詰まったときは気分転換も大切です。

- 気分の落ち込みが長く続いたり、食べすぎてしまうときは、主治医に早めに相談しましょう。

1 糖尿病と診断されたとき、どう対応するべきか？

　糖尿病と診断されたとき、あなたはどう感じましたか？　2型糖尿病の患者さんの半数近くが「自分が健康に注意してこなかったから糖尿病になってしまった」という罪悪感を持ち、4人に1人が「人生で一番強いショックを受けた」と述べています。1型糖尿病の患者さんでは、こころへの影響がさらに大きく、半数以上が「診断を受けて憂うつになった」、「糖尿病がこれから先の自分の人生に与える影響を考えて不安になった」と答え、「人生で一番強いショックを受けた」という方も40％ほどいました。このように糖尿病と診断されたときには多くの患者さんがこころの動揺をきたします。今まで自分は健康だと思っていたのに糖尿病と告げられるのですから、嫌な気分になるのは当然です。そんなときに、あなたのなかに「自分は糖尿病なんかじゃない」、「自分には治療なんて必要ない」という思いが芽生えていないでしょうか。これを心理学では「否認」と呼び、自分で処理できないような出来事や不安に出会ったときに「現実には起こっていない」と信じることによって問題を遠ざけようとするこころの防衛反応です（図1、ショック期）。ショックが強ければ、その後、憂うつ、不安、怒り、悲しみ、後悔などの感情が強くなり、眠れない、食欲がないなどの症状で体調が崩れる時期がおとずれます（占拠期）。否認は、最初のショックを和らげる効果がありますが、長く続くと必要な治療を始める気持ちにならないというマイナス面もあります。いろいろと理由をつけ糖尿病という病気から逃げていないか考えてみてください。しばらくは誰とも話したくないかもしれませんが、自分の気持ちを主治医や看護師、栄養士などに少しずつ話してみてください。また、家族の人にも理解してもらいましょう。糖尿病を正しく理解し、治療法をひとつずつ身につけていくことがあなたの力になっていくでしょう。こうやって前向きな気持ちが芽生える時期を「転回点」と呼びます。憂うつ、不安、怒り、悲しみの感情は少しずつ消えていき、新しい気持ち（意欲）がわいてくるはずです（解消期）。

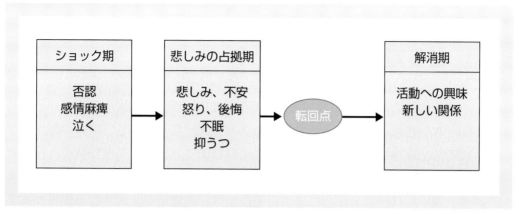

図1　糖尿病と診断されたときのこころの動き
（Brown,1983より引用改変）

2　どうしても食べてしまうとき、どう対応するべきか？

　糖尿病の患者さんの4人に1人は「いつも食べもののことが気になる」と感じています。「甘いものは好きじゃなかったのに、糖尿病になってから食べたくなった」、「食べてはいけないと思うとよけいに食べたい」という話もよく聞きます。食事療法をやってみようと決心した患者さんの3人に1人は、「3ヵ月後には望ましくない食事を摂るようになった」と答えています。大切なのは失敗したときにどう考えるかです。「1つ食べてしまったら、いくら食べても同じ」、「私は物事を続けられない性格だ」と考えるのは間違いです。食事療法は、根気よく取り組むことが大切です。ただし、次の症状がある人は主治医に相談してください。

　① 食べたくない。やせているにもかかわらず、体重が増えることが怖い。
　② 極端にたくさん食べてしまう。食べることがやめられない。
　③ 体重が増えないように、食べたものを吐いたり、下剤を使う。
　④ 体重増加が気になるので、インスリンの量を指示よりも減らして注射している。

3 家庭、職場、学校でのトラブルがあるとき、どう対応するべきか？

　日常生活ではいろいろなストレスに出くわします。糖尿病の治療がうまくいかないことや、合併症への不安もストレスになりますし、家庭や職場、学校での出来事や対人関係もストレスになります。ストレス度が強く、長く続くほど、血糖値を適正な範囲に保つのがむずかしくなることが知られています。ストレス時に分泌されるホルモンには、血糖値を上昇させる働きがあるためです。さらにストレスで頭のなかがいっぱいになると、何も手がつかなくなり、食事療法や運動療法をやめてしまうことも血糖値を乱す要因です。ストレスは早めに解消しましょう。ストレスをうまくマネジメントするには、次のことが役立つでしょう。

　　① 自分自身にストレスがあることに気づく。
　　② 「腹が立つ、いらいらする」などの感情で対処せず、できるだけ冷静に考える。どうすれば、ストレスをコントロールできるかについて考える。
　　③ 直面している問題やストレスに対して見方や発想を変えて、自分にとってよいことのように（ポジティブに）考えてみる。
　　④ 問題やストレスから距離をおく。考えないようにする。
　　⑤ ストレスの中身を、家族や友人など信頼できる人に打ち明ける。話を聞いてもらう。
　　⑥ 気分転換できる方法を探す。

　気分転換は、運動、入浴（温泉）、音楽、映画鑑賞や旅行など自分にあった方法を選ぶとよいでしょう。気分転換だけで十分でないときは、より意識的にリラックスする方法（リラクゼーション）もあります。全身の力を抜き、ゆっくりと意識して深呼吸をする呼吸法や筋肉弛緩法などがあります。主治医に相談してみましょう。

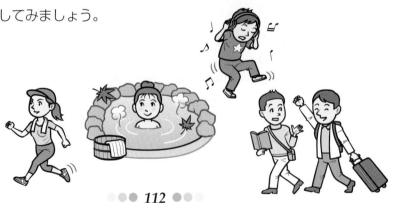

4 落ち込んでしまったとき、どう対応するべきか？

　ストレスを抱えていると憂うつな気分が長く続くことがあります。治療中の患者さんのうち、4人に1人が「糖尿病を抱えながら生きていくことを考えると憂うつになる」と答え、3人に1人は「糖尿病を管理していくことから脱線すると、罪悪感や不安を感じる」と回答しています。「糖尿病を治療していくことに疲れてしまった」と答える人も少数います。気分が落ち込んでしまったときは、あせらずに何かひとつ簡単だと思うことだけをやってみましょう。「できた」ということがあなたの気分をずいぶんと軽くしてくれるものです。もし次のいくつかが、2週間以上続くなら主治医に相談しましょう。

　① 毎日が悲しくて涙が出る。気分が落ち込む、憂うつである。
　② 何事にも興味がわかない。何も面白くない。
　③ よく眠れない。早く目覚める、または逆に寝すぎる。
　④ あまり食欲がない、または逆に食べすぎる。
　⑤ まったく落ち着かず、いらいらしてじっとしていられない。
　⑥ ひどく疲れやすい。気力がわかない。
　⑦ 集中力が低下する。物事を決断できない。
　⑧ 自分が役立たずだと思う。人のお荷物だと思う。
　⑨ 死にたい気分になる。自分はいないほうがよいと思う。

医療者のための　患者さんへの情報提供のポイント

　患者さんは、療養中にストレスを感じる場面が多く、うつ病を経験することもあります。本人のみならず周囲も心の負担を理解し、心理的なサポートをしましょう。

[糖尿病とはじめて診断されたとき]
✓ 糖尿病と診断されたときの心のショックは大きく（とくに1型糖尿病）、「自分は糖尿病ではない」という否認の気持ちから、治療に踏み出せなくなる人もいます。

12. 治療中のこころの問題にどう対応するべきか？

✓ 医療者は診断を告げる際に、糖尿病が治療可能な疾患であり、患者さん自身のペースで療養ができることを同時に説明する配慮をしましょう。

[どうしても食べてしまうとき]

✓ 患者さんの食事療法に対する制約感（ストレス）は、しっかり説明をおこなうことで食事制限の必要性や意義を理解してもらえると軽くなります。

✓ 食事療法失敗のきっかけは、逸脱した食事への誘惑や空腹感です。失敗しそうな場面への対応を日頃から訓練しましょう。

✓ 1型糖尿病患者さんで摂食障害を伴う場合には、専門医と併診して心理的なサポートに務めましょう。

[家庭、職場、学校でのトラブルがあるとき]

✓ 患者さんは、治療過程（低血糖、体重増減、インスリン治療）、職場（学校）・家庭での出来事や人間関係でストレスを感じる場面が多々あります。ストレスは、HbA1c を悪化させる方向に働きます。

✓ 患者さん自身がストレスを解消するには、心の内を親しい人に話す、音楽や映画の鑑賞をする、スポーツをする、深呼吸や積極的に「笑う」などの術を身につけておくことです（セルフケア）。家族や医療者は、治療不安などに対して、積極的な声かけをして心理的なサポートをしましょう（ラインケア）。

[落ち込んでしまったとき]

✓ ストレスが過多となると、うつ病へ進展してしまうことがあります。医療者はうつ病に対する知識を十分に持っておきましょう。

✓ 糖尿病にうつ病を合併すると、血糖の管理状態の悪化や合併症の増加をもたらします。治療に対してやる気がみられないときには、一時的に目標を見直し、話を十分に聞いてあげましょう（傾聴）。

子どもの糖尿病は
どのように治療するのか？

- 子どもの糖尿病では、思春期以降では１型糖尿病より２型糖尿病の発症頻度が増加しています。

- 子どもの糖尿病でも、治療の目標は血糖値を適正な範囲に保つことによる合併症の予防であり、さらに低血糖の発生にも十分な配慮が必要です。

- 糖尿病の子どもが、糖尿病でない子どもたちと同じように、家庭・学校・社会生活を送れるように支援することが重要です。

- 各地で開かれる糖尿病サマーキャンプは、同じ糖尿病の仲間や先輩との交流の場となり、治療をしていくうえでの励みになります。

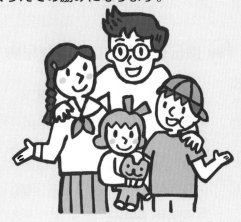

子どもの糖尿病の特徴は？

Ⓐ 1型糖尿病

　日本では欧米諸国に比べて子どもの1型糖尿病の発症率は極めて低く、15歳未満の10万人あたり年間約2人が発症します。どの年齢層でも発症しますが、幼児期と思春期にピークがあります。幼児期には糖尿病性ケトアシドーシスを伴い発症するケースが多いですが、また学校検尿により症状の自覚がなく発見されることもあります。

Ⓑ 2型糖尿病

　2型糖尿病は、以前は大人の病気と考えられていましたが、子どもでも発症頻度が増加しています。思春期になると発症頻度が急に増加し、1型糖尿病より多くなります。無症状で学校検尿により発見されることが多く、病気の自覚が乏しいことが問題となります。そのため病院へ通わなくなり、治療を怠りやすいので、1型糖尿病より早期に糖尿病合併症が出現すると報告されています。

　2型糖尿病の発症には生活習慣が影響し、運動不足や、摂取カロリー、動物性タンパク・脂肪、ソフトドリンクの過剰摂取などが関連します。また、引きこもりや不登校など精神的問題を抱えていることもあります。ときには1型糖尿病のようにすぐにインスリン治療が必要なほどに病状が進行してケトアシドーシスを伴い発症することもあります。

Ⓒ 遺伝子の異常による糖尿病

　まれな疾患ですが、1歳未満、とくに生後6ヵ月未満で発症する新生児糖尿病では、ただちにインスリン治療が必要です。原因遺伝子がわかると、数ヵ月でインスリン治療を中止ができる場合や（一過性）、経口薬（スルホニル尿素薬）に治療を変更できる場合があることがわかってきました。

　3世代にわたるような家族歴が濃厚な糖尿病の場合、原因遺伝子（maturity-onset diabetes of the young：MODY を中心とした単一遺伝子の異

常）が解明できることもあり、治療方針の参考になります。

2 治療の原則は？

Ⓐ 1 型糖尿病

　1 型糖尿病の治療は、「❻ 1 型糖尿病はどのように治療するのか？」を参照してください。子どもの 1 型糖尿病であっても、インスリン頻回注射やポンプ療法による基礎−追加インスリン療法が治療の中心となります。とくに乳幼児期では血糖値変動に応じてインスリンの注入量を調節できるポンプ療法が広く使用されています。子どもの成長と活動量に合わせた食事を摂り、摂取エネルギー（カロリー）は制限しないようにします。インスリン注射量を食事の糖質量に合わせて決定する「❻-❸-C.　カーボカウント」を参照してください。適切な摂取エネルギーとバランスのとれた食事ができているかを、定期的な身長や体重測定などで確認することが大切です。

　学校給食はほかの友達と同じものを食べることができます。ただし、前もって献立表を手に入れることができれば、食事の糖質量に合わせてインスリン量を調整することができます。

　糖尿病治療の目標は、血糖値を適正な範囲に保つことによる合併症の予防です。しかし、子どもの目標値は必ずしも大人と同じではありません。低血糖による中枢神経系への影響などを考慮し、それぞれの患者さんに合った独自の目標値を設定します。一般に HbA1c は成人と同様に 7.0% 未満を目標とします。もし、HbA1c 9% 以上となるようなら何らかの対応が必要です。

Ⓑ 2 型糖尿病

　子どもの 2 型糖尿病の 7〜8 割は肥満を伴っているので、多くの例では食事と運動で減量することで血糖値は改善します。長期的に血糖値を適正な範囲に保つことが重要ですので、中断することなく、油断せずに通院と治療を続けるようにしましょう。食事と運動をしっかりおこなっても血糖値が改善しない場合には、経口薬やインスリンによる治療をおこないます。

　子どもの 2 型糖尿病では、しばしば家族のなかにも同様に 2 型糖尿病の方

がいることがあります。このような場合には、家族そろって生活習慣を見直し、長期間治療が継続できるよう互いに支援しあうことが重要です。

3 学校生活はどうするのか？

糖尿病があっても学校生活で何ら制限を受けることはありません。

Ⓐ 病気の公開

将来にわたって治療を継続する必要があるので、学校・社会での友人や周りの人に自分が糖尿病であることをできるだけ公開して、治療に対しての理解と協力を得るようにしましょう。もちろんプライバシーにかかわることですので、本人・家族と学校・社会における関係者の間で、公開について話し合っておく必要があるでしょう。

Ⓑ インスリン注射、血糖測定、低血糖の予防

インスリン注射や血糖測定は適切なタイミングでどこでもおこなえることが理想ですが、学校のどの場所で、どのタイミングでおこなうかを学校関係者と事前に相談しておきましょう。できるだけ友だちと同じ行動がとれるように、教室内の適切な場所を話し合って決めておくのがよいでしょう。また、低血糖の対処についても医師や学校の先生と相談しておくとよいでしょう。

このためには低血糖がどのようなものかを友人や学校の先生に知っておいてもらう必要があります。低血糖が発生したらすぐに糖質の摂取ができるように準備し、重症低血糖が起きた場合にはすぐに知らせるために自宅や医療機関などの緊急連絡先も決めておきましょう。運動会、遠足、修学旅行などの特別な行事があるときは普段とくらべて低血糖が起こりやすいので、インスリン注射量の調整や事前の補食などの予防策についても主治医に相談しましょう。

4 サマーキャンプに参加しよう

　全国各地で毎年、1型糖尿病の子どもたちを対象に糖尿病サマーキャンプが開催されています。同じ病気を持つ仲間とボランティア学生・医療スタッフが数日ともに生活することで、糖尿病に関する知識を深め、実践的に自己管理能力を身につけることを目的としています。楽しく仲間作りができるような企画がそれぞれのキャンプで工夫されています。

　サマーキャンプへ参加すると、先輩の体験談を聞いたり、また自分より年少者の面倒をみたりして、仲間の輪が広がります。キャンプへの参加は、糖尿病を持ちながらも自立した社会人として巣立っていくための大きな力になります。機会をみつけて一度でもキャンプに参加することをお勧めします。

医療者のための　患者さんへの情報提供のポイント

　子どもの糖尿病の治療は正常な発育と発達を遂げることを第一の到達目標としています。そして子どもはいずれの年齢でも精神的に未熟であることに十分配慮しましょう。

[子どもの糖尿病の特徴について]

✓ 1型糖尿病はケトアシドーシスを伴い急速に発症する場合が多く、一方2型糖尿病は無症状で学校検尿により発見されることが多いです。

✓ 小児肥満の増加を反映して、思春期以降では1型糖尿病より2型糖尿病の発症頻度が増加しています。2型糖尿病の発症には生活習慣や食習慣が影響しています。

✓ 2型糖尿病では病識の不足が問題となり、そのため病院へ通わなくなり、治療を怠りやすいので、1型糖尿病より早期に糖尿病合併症が出現すると報告されています。

[子ども糖尿病の治療について]

✓ 1型糖尿病ではインスリン頻回注射やポンプ療法による基礎−追加インスリン療法が治療の中心となります。

13. 子どもの糖尿病はどのように治療するのか？

✓ 食事に関しては、子どもの成長と活動量に合わせた食事を摂り、摂取エネルギーは制限しないようにします。

✓ 血糖管理では、低血糖による中枢神経系への影響などを考慮し、各症例に合った独自の目標値を設定します。HbA1c は成人と同様に 7.0% 未満を目標とします。

✓ 2 型糖尿病の 7〜8 割は肥満を伴っているので、多くの例では食事と運動で減量することで血糖値は改善します。

✓ 長期的に良好な血糖の管理状態を維持することが大切で、中断することなく、油断せずに通院と治療を続けてもらうようにしましょう。

［学校生活について］

✓ 糖尿病があっても学校生活で何ら制限を受けることはありません。糖尿病の子どもが、糖尿病でない子どもたちと同じように家庭・学校・社会生活を送れるように支援することが重要です。

［糖尿病サマーキャンプについて］

✓ 各地で開かれる糖尿病サマーキャンプは、同じ糖尿病の仲間や先輩との交流の場となり、治療をしていくうえでの励みになるため、ぜひ参加してもらうようにしましょう。

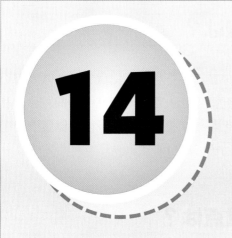

高齢者の糖尿病は
どのように治療するのか？

● 高齢者の糖尿病でも、血糖値や血圧、脂質をよい状態にすることは重要です。

● HbA1cの値を厳格にするあまり、低血糖を生じさせてはいけません。

● シックデイや脱水を起こさないことが大切です。

● 筋肉量減少やロコモティブシンドロームを予防することが生活レベルを維持するために必要です。

● 2016年には日本老年医学会との合同委員会で血糖値の管理目標を設定しました。

1 高齢者の糖尿病の特徴は？ (図1)

　高齢者であっても、血糖値や血圧、体重を適正な範囲に保つことは大切です。合併症の予防や、すでに合併症を発症した人ではその進行を抑えることが重要です。そして生活の質（QOL）を落とさずに、生命予後、健康予後を確保していくことが糖尿病治療の最終目標になります。

2 高齢者の糖尿病の注意点は？

A 肉体的加齢とロコモティブシンドローム

　高齢になると筋肉量が低下（サルコペニアと呼びます）し骨粗鬆症のように骨量も減少し、変形性腰椎症や変形性関節症などを生じやすくなります。そのために運動がしづらくなる状態をロコモティブシンドローム（運動器症候

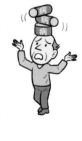

1. 60歳を超えると6人に1人が糖尿病、また多病の人が多い。
2. 75歳以上では低血糖にならないことや、脱水や糖尿病性昏睡におちいらないことが糖尿病治療の基本。
3. 患者さんごとに設定される血糖コントロール目標（図3参照）にしたがって、自己管理をおこなう。
4. 年齢に伴う筋肉量の低下（サルコペニア）があり、目標体重以下の人は摂取カロリーを目標体重から決定する。
5. 糖尿病の合併症が進んでいて、自己管理が負担に感じられる場合には HbA1c 値を若い人と同じように考える必要はない。
6. 85歳を超える高齢者では、風邪やストレスによる高血糖状態（シックデイ）対策や、脱水の阻止、意識消失のような重篤な低血糖を避ける。

図1　高齢者糖尿病の特徴と治療の基本

群）といいます。そうなると、運動の基本である歩行すらむずかしくなり日常生活に支障をきたします。運動療法をおこなうことは日常生活活動を維持するうえでも重要です。

Ⓑ 糖尿病と認知症

糖尿病では脳血管障害の後遺症による認知症が多いといわれてきましたが、最近ではアルツハイマー病による認知症が多くなってきたと報告されています。認知症では**表1**のような症状が出現します。認知症を発症すると、自分で糖尿病を管理することがむずかしくなり、家族や医療者、介護者などの支援が必要になります。アルツハイマー病を完全に治す治療薬はまだありませんが、症状をやわらげる薬はあります。薬物に頼らない治療法（「非薬物療法」といいます）としては行動療法や回想療法、確認療法、音楽療法、作業療法、運動療法、などさまざまな方法がおこなわれています。

Ⓒ 介　護

高齢者の糖尿病治療は介護やケアが必要です。物忘れによって、服薬やインスリン注射を忘れる場合には、カレンダーに印をつけたり、ピルケースを用いたりするとよいでしょう。**図2**のような介護保険制度もありますので、お住まいの地域の地域包括支援センターに相談しましょう。

表1　認知症の症状

中核症状	記憶障害	物忘れ
	見当識障害	時間や場所がわからない
	判断力障害	買い物ができない 季節に合った服が着れない
	高次脳機能障害	服を着る動作ができない 質問の意味が理解できない
周辺症状	幻覚・妄想	
	焦燥・抑うつ・興奮	
	介護抵抗	
	暴言・暴力	

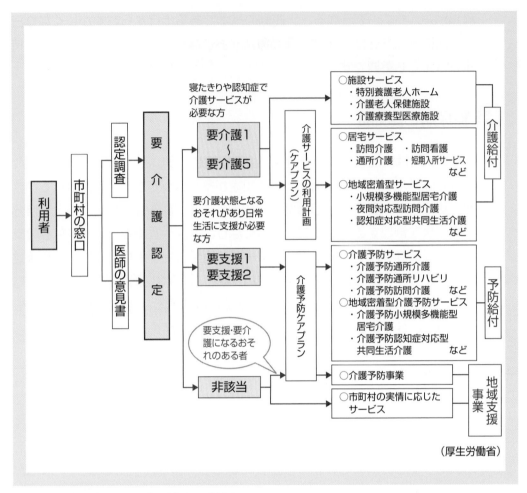

図2 介護保険のサービス利用の手続き

Ⓓ インスリン注射実施について

　高齢者のインスリン療法では、①自己管理（目盛り合わせ、注射施行、実施）、②低血糖への対応、が問題になることがあります。

1. 自己管理の問題

　高齢になると記憶力が低下し、インスリン注射を忘れてしまうことが多くなります。また、注射したことを忘れて再度注射をしてしまうこともあります。このような場合は家族の支援が必要になってきますが、家族がいつでも

患者の特徴・健康状態注1)	カテゴリーⅠ	カテゴリーⅡ	カテゴリーⅢ
	①認知機能正常 **かつ** ②ADL自立	①軽度認知障害～軽度認知症 **または** ②手段的ADL低下、基本的ADL自立	①中等度以上の認知症 **または** ②基本的ADL低下 **または** ③多くの併存疾患や機能障害

重症低血糖が危惧される薬剤（インスリン製剤、SU薬、グリニド薬など）の使用	なし 注2)	7.0%未満		7.0%未満	8.0%未満
	あり 注3)	65歳以上75歳未満 7.5%未満（下限6.5%）	75歳以上 8.0%未満（下限7.0%）	8.0%未満（下限7.0%）	8.5%未満（下限7.5%）

図3 高齢者糖尿病の血糖コントロール目標（HbA1c値）

　治療目標は、年齢、罹病期間、低血糖の危険性、サポート体制などに加え、高齢者では認知機能や基本的ADL、手段的ADL、併存疾患なども考慮して個別に設定する。ただし、加齢に伴って重症低血糖の危険性が高くなることに十分注意する。

　注1：認知機能や基本的ADL（着衣、移動、入浴、トイレの使用など）、手段的ADL（IADL：買い物、食事の準備、服薬管理、金銭管理など）の評価に関しては、日本老年医学会のホームページ（www.jpn-geriat-soc.or.jp/）を参照する。エンドオブライフの状態では、著しい高血糖を防止し、それに伴う脱水や急性合併症を予防する治療を優先する。

　注2：高齢者糖尿病においても、合併症予防のための目標は7.0%未満である。ただし、適切な食事療法や運動療法だけで達成可能な場合、または薬物療法の副作用なく達成可能な場合の目標を6.0%未満、治療の強化が難しい場合の目標を8.0%未満とする。下限を設けない。カテゴリーⅢに該当する状態で、多剤併用による有害作用が懸念される場合や、重篤な併存疾患を有し、社会的サポートが乏しい場合などには、8.5%未満を目標とすることも許容される。

　注3：糖尿病罹病期間も考慮し、合併症発症・進展阻止が優先される場合には、重症低血糖を予防する対策を講じつつ、個々の高齢者ごとに個別の目標や下限を設定してもよい。65歳未満からこれらの薬剤を用いて治療中であり、かつ血糖コントロール状態が表の目標や下限を下回る場合には、基本的に現状を維持するが、重症低血糖に十分注意する。グリニド薬は、種類・使用量・血糖値などを勘案し、重症低血糖が危惧されない薬剤に分類される場合もある。

　【重要な注意事項】糖尿病治療薬の使用にあたっては、日本老年医学会編「高齢者の安全な薬物療法ガイドライン」を参照すること。薬剤使用時には多剤併用を避け、副作用の出現に十分に注意する。

（日本老年医学会・日本糖尿病学会（編・著）：高齢者糖尿病診療ガイドライン2023、p.94、2023より引用）

介護できるわけではありません。

　2016年には日本老年医学会との合同委員会で、血糖値の管理目標を示しました（**図3**）。**図3**に示されているように患者さんの健康状態（認知機能、基本的な日常生活動作：ADL）によりカテゴリーⅠ～Ⅲに分けます（**表2**：点数化するにはDASC-8を使用）。Ⅰ、Ⅱ、Ⅲと健康状態が悪化します。また、脳機能に影響するような重症低血糖を起こす可能性のある治療薬（インスリン製剤、スルホニル尿素［SU］薬など）を使用しているかどうかによって糖尿病の治療目標（HbA1c）が変わってきます。たとえば、中等度以上の

表2　DASC-8 の得点と高齢者の血糖コントロール目標設定のためのカテゴリー分類

DASC-8 得点	10 点以下	11 ～ 16 点	17 点以上
カテゴリー	カテゴリーⅠ	カテゴリーⅡ	カテゴリーⅢ
認知機能と ADL	認知機能正常 ADL 自立	MCI ～軽度認知症 手段的 ADL 低下	中等度以上の認知症 基本的 ADL 低下

認知・生活機能質問票（DASC-8）

Assessment Sheet for Cognition and Daily Function-8 items (i.e. the Dementia Assessment Sheet for Community-based Integrated Care System-8 items)
(© 日本老年医学会 2018)　　　　　　　　　　　　　　記入日　　　　年　　　月　　　日

	ご本人の氏名：				生年月日：　年　月　日（　歳）　男・女　独居・同居		
	本人以外の情報提供者氏名：　　（本人との続柄：　）　記入者氏名：　　　　　　（職種：　　）						
		1点	2点	3点	4点	評価項目	備考欄
A	もの忘れが多いと感じますか	1. 感じない	2. 少し感じる	3. 感じる	4. とても感じる	導入の質問 （評価せず）	
B	1 年前と比べて、もの忘れが増えたと感じますか	1. 感じない	2. 少し感じる	3. 感じる	4. とても感じる		
1	財布や鍵など、物を置いた場所がわからなくなることがありますか	1. まったくない	2. ときどきある	3. 頻繁にある	4. いつもそうだ	記憶	近時記憶	
2	今日が何月何日かわからないときがありますか	1. まったくない	2. ときどきある	3. 頻繁にある	4. いつもそうだ	見当識	時間	
3	一人で買い物はできますか	1. 問題なくできる	2. だいたいできる	3. あまりできない	4. まったくできない	手段的ADL	買い物	
4	バスや電車、自家用車などを使って一人で外出できますか	1. 問題なくできる	2. だいたいできる	3. あまりできない	4. まったくできない		交通機関	
5	貯金の出し入れや、家賃や公共料金の支払いは一人でできますか	1. 問題なくできる	2. だいたいできる	3. あまりできない	4. まったくできない		金銭管理	
6	トイレは一人でできますか	1. 問題なくできる	2. 見守りや声がけを要する	3. 一部介助を要する	4. 全介助を要する	基本的ADL	排泄	
7	食事は一人でできますか	1. 問題なくできる	2. 見守りや声がけを要する	3. 一部介助を要する	4. 全介助を要する		食事	
8	家のなかでの移動は一人でできますか	1. 問題なくできる	2. 見守りや声がけを要する	3. 一部介助を要する	4. 全介助を要する		移動	

DASC-8：（1 ～ 8 項目まで）の合計点
　　　　　　　　　　点 /32 点

参考：高齢者糖尿病の血糖コントロール目標（HbA1c）におけるカテゴリー分類と DASC-8 の合計点の関係
カテゴリーⅠ（認知機能正常かつ ADL 自立）：　　　　　　　　　　　　　10 点以下
カテゴリーⅡ（軽度認知障害 ～ 軽度認知症または手段的 ADL 低下、基本的 ADL 自立）：　11-16 点
カテゴリーⅢ（中等度以上の認知症または基本的 ADL 低下または多くの併存疾患や機能障害）：17 点以上
本ツールはスクリーニングツールのため、実際のカテゴリー分類には個別に評価が必要

（日本老年医学会：認知・生活機能質問票（DASC-8）www.jpn-geriat-soc.or.jp/tool/pdf/dasc8_01.pdf より許諾を得て転載）
※必ずマニュアルを読んでからご使用ください。（日本老年医学会：DASC-8 使用マニュアル　www.jpn-geriat-soc.or.jp/tool/pdf/dasc8_02.pdf）

認知機能障害があり、インスリン製剤で治療している場合は HbA1c は 7.5 ～8.5％が適切であるということです。患者さんごとに目標値が設定されますので、主治医に相談してください。

2. 低血糖について

　高齢者が重症な低血糖になると認知症を発症しやすいといわれています。高齢者では食事量も少なくなり、また日によって量が変わることもあります。時には経口薬を2回服用したり、インスリンの注射量を間違えることもあり、低血糖の危険性が高まります。また、高齢者では低血糖の症状（空腹感、冷汗、動悸など）が出現しにくく、突然低血糖による意識低下をきたすことがあるので注意しましょう。患者さんが黙ったり、あくびをしたり、虚ろな状態のときには、低血糖の可能性がありますので、こんなときに周囲の人は糖質の摂取を勧めてください。

医療者のための　患者さんへの情報提供のポイント

　高齢者の糖尿病では、罹病期間が長いため重篤な臓器障害を持っている場合が多く、食事療法、運動療法は能力に応じて実施しましょう。また認知機能、日常生活動作（ADL）の程度や重症低血糖が危惧される薬剤（インスリン製剤、SU薬、グリニド薬）使用の有無により、血糖値の管理目標を設定しましょう。

［食事療法］

✓ 高齢者は、年齢に伴う筋肉量の低下（サルコペニア）、ロコモティブシンドロームによる運動量の低下、体脂肪量の相対的増加、インスリン分泌能の低下があります。すでに、目標体重以下の患者もおり、BMI、栄養状態、運動能力、認知機能などにも配慮しながら、摂取エネルギー量（カロリー）を決定することが大切です。

［運動療法］

✓ 高齢者では骨格筋を中心とした筋力の低下や筋肉量の低下した状態（サルコペニア）、骨粗鬆症、変形性脊椎症、変形性膝関節症などによる歩行を中心とした運動困難状態（ロコモティブシンドローム）をきたしやすく、転倒を起こしやすいので注意しておこないます。開眼片脚立ち、スクワットなどをおこない日常生活を維持できる筋肉を作ることが必要です。

［薬物療法］

✓ よりよい糖尿病管理のためには、①他疾患の状態（重症度、生命予後）、②日常生活機能（基本：食事、排泄、移動、更衣、整容、入浴、生活手段：買い物、調理、家事、家計、電話、薬の管理、交通手段、社会活動）、③精神機能、心理状態（認知機能、うつ状態、意欲）、④社会経済状態、⑤生活の質（QOL）を総合的評価することが大切です。服用薬剤が多く、コンプライアンスも悪いために十分な服薬指導が必要です。血糖値の管理目標も認知機能、薬剤の種類（重症低血糖が危惧される薬剤か否か）により、上限7.0〜8.5％未満、下限6.5〜7.5と状況に応じた目標設定にします。

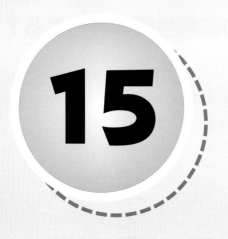

15

日常生活で糖尿病と
上手に付き合うには？

- 生きるなかに糖尿病があります。糖尿病とともに楽しく生きるコツを探しましょう。

- 糖尿病であっても、健康な人と変わらない人生を送ることができます。

- 結婚、出産、仕事、海外旅行…人より少し手間がかかる場合もありますが、糖尿病の管理状態を良好に保っていれば、何の問題もありません。

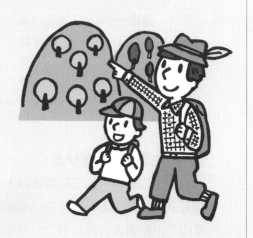

1 糖尿病を持ちながらの家庭生活はどうなる？

　糖尿病であっても健康な人と同じように楽しく有意義な人生を送ることができます。そして合併症があっても生きる楽しみはみつけることができます。さまざまな人生の節目を楽しむ気持ちを忘れないようにしましょう。

結婚って大変？

1. 結婚を決心するって…

　糖尿病の患者さんが結婚する場合は、糖尿病を良好な状態に保つために本人の努力と配偶者の優しい見守りや協力が必要です。そのためには隠すのではなく、結婚前に糖尿病であることを相手とその家族に知ってもらい、糖尿病について理解してもらいましょう。相手とその家族に理解してもらうために、遠慮なく主治医、看護師の協力を求めましょう。

2. 糖尿病って遺伝するの？

　糖尿病の患者さんの子どものすべてが糖尿病になるわけではありません（**表1**）。遺伝はありますが、とくに2型糖尿病では病気そのものが遺伝するのではなく、体質が遺伝するということであり、それ以上に環境因子が重要です。自分の経験を生かして健康的な子育てをすれば大丈夫です。

表1　糖尿病の遺伝

親が糖尿病	子供が発症する確率
両親がともに1型糖尿病	1型糖尿病の発症確率：3〜5%
両親の一方が1型糖尿病	1型糖尿病の発症確率：1〜2%
両親がともに2型糖尿病	2型糖尿病の発症確率：50〜60%
両親の一方が2型糖尿病	2型糖尿病の発症確率：30〜35%

とくに、2型糖尿病では、糖尿病になりやすい体質が遺伝するのであり、糖尿病そのものが遺伝するわけではない。

3. 性生活が心配だけど…

　糖尿病の患者さんでも健康な人と同じように性生活を送ることができます。糖尿病の神経障害のひとつに勃起障害がありますが、有効な治療薬もありますので、配偶者と話し合い、主治医に相談してください。

Ⓑ 糖尿病患者さんの妊娠、出産は？

1. 糖尿病があっても妊娠・出産は可能なの？

　糖尿病が良好に管理されていれば妊娠・出産は可能です。妊娠中の血糖値を適正な範囲に保つ目的は、母体に対しては、流産や早産、妊娠高血圧症候群（以前の妊娠中毒症）などの、赤ちゃんにとっては巨大児や先天異常のリスクの予防です。赤ちゃんのためにもがんばりましょう。

　妊娠すると体内のホルモン状態が大きく変わりますので、インスリンで治療することになります（「❽ 妊娠中の糖尿病はどのように治療するのか？」の章を参照）。子どもを産む計画を立てたら、妊娠する前から厳格な血糖管理に努め、合併症のチェックもおこないます。

- ○HbA1c 6.5％未満で先天異常や流産のリスクを下げることができます（少なくとも 7.0％未満が目標です）。
- ○妊娠すると網膜症は進みやすいので、眼科でチェックを受けましょう。増殖前網膜症以降は光凝固治療をおこなって、網膜症を安定させてから妊娠を考えましょう。
- ○腎症は妊娠すると悪化し、妊娠高血圧症候群や腎機能悪化、胎児の発育不全や低出生体重児のリスクになります。妊娠を考えたら尿中微量アルブミン量と腎機能をチェックして、妊娠のリスクについて担当医に相談しましょう。妊娠中は産婦人科医と糖尿病専門医の指導を受けましょう。

2. 妊娠糖尿病は出産後どうなるの？

　妊娠糖尿病の多くは出産後に自然におさまります。しかし、数年経ってから再び糖尿病が出てくることがあります。健康的な食生活や運動習慣を心がけ、定期的に検査を受けましょう（「❸-❺ 妊娠糖尿病とは？」の項を参照）。

Ⓒ 家族への影響は

　糖尿病の患者さんにとって、精神的・肉体的にストレス軽減のため、家族の協力が必要で家族関係はとても重要です。家族関係に問題があるときには一人で悩まずに主治医や医療チームに相談し、必要があればソーシャルワーカーや心理療法士などの専門家のアドバイスを受けましょう。

2 | 職業と職場での対応に困ったときは？

労働者としての権利はどうなってるの？

　糖尿病は「業務上の疾病」にあたらないことから、労働基準法による保護がありません。しかし、長期疾病の休職規定や、就業規則や労働協約で規定している場合が多くなっています。そのためにも仕事仲間にも糖尿病であることを伝え知ってもらい、職場で相談することが大切です。

Ⓑ 職業の選択はどうすればいいの？

　糖尿病であることにより、職業選択や昇進、職場での人間関係に影響があってはいけません。糖尿病が良好に管理されていて、低血糖の危険がない場合、職業は制限されるべきではありません。ただし、安全上の理由から制限や条件がつけられる職業、重い低血糖により命にかかわりうる職業（「⑩ 低血糖にどのように対応するのか？」の章を参照）、不規則な勤務時間（シフトワーカー）で血糖値を適正な範囲に保つことがむずかしくなりやすい職業があり、注意が必要です（表2）。

表2　職業の選択

制限や条件がある	職業運転手（パイロット、バス・タクシー・電車の運転手など）
十分な注意を要する	高所での作業（電気工事関係者、とび職など） 水中での作業（潜水士など）
シフトワーカー	看護師、警察官など

Ⓒ 職場で注意することは？

　職場に糖尿病であることを知らせるかどうかはプライバシーの問題で、個人の判断によりますが、糖尿病の治療を無理なく続けるためにも、職場の上司、仲間に糖尿病であることを告げておくほうが安心です。

食事や補食の時間、インスリン注射や内服時間が不規則になるような場合は、医師と治療法について相談しましょう。また、上司や同僚と相談して、治療について理解を得ることも大切です。

3 運転免許と保険が心配だけど…

自動車の運転での注意点は？

無自覚性低血糖を起こすことのある患者さんは、免許取得・継続に関する条件があり、免許取得の継続が保留や取り消しとなることがあります。

経口薬やインスリンで治療していて低血糖の症状に気がついたときには、すみやかに車を停めて低血糖の処置をおこなえるよう、普段から砂糖、ブドウ糖またはそれらを含む飲料水を運転席の近くに用意しておきましょう。また、長時間の運転をする場合、運転前、運転中に血糖自己測定をおこなうことも必要です。交通事故は誰にでも起こりうることですので、自分だけは大丈夫と思わずじっくり考えましょう。運転免許に関して相談したいことがあれば、各都道府県公安委員会の運転適正相談窓口で対応してくれます。

生命保険は入れるの？

糖尿病の患者さんが加入できる保険がありますが、支払う保険料が通常より高く、保険金額が抑えられている商品が多いようです。一般的に糖尿病は合併症を起こすリスクが高いと考えられているからです。内容をよく把握し、希望に合ったものを選択しましょう。

4 余暇を楽しむには？

スポーツでの注意点は？

スポーツは運動療法にもなるため、好きなスポーツを楽しみましょう。ただし、合併症がある患者さんは、スポーツの種類によっては病状が悪化する

場合もあるので、どのようなスポーツをしてよいかを主治医に相談してください。

　経口薬やインスリンで治療している人は低血糖が起こることがあるので、原則として空腹時のスポーツは避け、食後におこなうようにしてください。登山やマラソンといった運動量の多いスポーツをする場合には経口薬やインスリンの量を調節しておくことも必要です。スポーツ前後、できれば途中でも血糖値を測定して、インスリン量の調節や補食を摂る判断の参考にしましょう。また、スポーツ後、数時間以上経ってから低血糖が出現する場合もあるので注意が必要です（「⑥-④ 運動療法はどのようにおこなうのか？」、「⑦-② 運動療法はどのようにおこなうのか？」、「⑩ 低血糖にどのように対応するのか？」を参照）。自分にあった方法をトライ&エラーでみつけていくことも大切です。

Ⓑ 旅行時の注意点は？

　糖尿病の自己管理がしっかりとできていて、合併症が落ち着いていれば、国内旅行はもちろん、海外旅行も問題ありません。飛行機を利用する旅行時の注意点をまとめます（表3）。

5 　酒、タバコ、嗜好品は禁止？

Ⓐ お酒も飲みたいけど…

　アルコール自体にはエネルギー（1gが7キロカロリー）がありますが、炭水化物、タンパク質、脂肪などの栄養素を含まないので、栄養素のあるほかの食品と交換はできません。糖尿病の患者さんはアルコールを原則として飲まないようにしましょう。一方で、糖尿病の自己管理ができて、しかも飲酒に関する自己規制が完全にできる場合には、適量のお酒なら許可されます。表4に飲酒の弊害と飲酒条件・許容量をまとめます。

表3　旅行時の注意点

予定を立てる	• 時差のある旅行先であれば、インスリンや内服法について主治医に相談し、必要に応じ英文の情報提供書を書いてもらう。 • 日本糖尿病協会発行の「患者さん用カード」を活用（巻末参照）。 • 航空会社に糖尿病食の提供可否の確認。 • 旅行先での必要な予防接種は、出発の2週間以上前に受ける。
空港にて（保安検査）	• インスリン注射、血糖自己測定器具類（リーダーを含む）は必ず手荷物として機内に持ち込む（預け荷物は荷物室での凍結のおそれあり）。 • 保安検査場で上記の情報提供書や「患者さん用カード」を提示。 • インスリンポンプや皮膚装着のセンサーなど★は保安検査場で係官に申告し指示に従う。一般的には、ポンプ・SAP、皮膚装着センサーについては装着したまま金属探知器ゲートを通過。X線ボディスキャンの場合はすべての機器を外す。
機内にて	• 機内は乾燥しており、脱水やエコノミー症候群に注意。アルコール飲料は控え、適宜、歩行や屈伸運動をおこなう。 • ブドウ糖やアメなどを携帯し、低血糖に対処できるよう準備。 • ポンプ装着で搭乗可。SAPは「機内モード」に。血糖のスキャンはおこなわない。
旅行先にて	• 「食も旅の楽しみ」であるが、海外での高カロリー食の食べすぎに注意。 • 旅先ではよく歩き、運動量も増えるので、低血糖やシックデイなどの緊急時に対応できるよう備える。 • 薬剤の紛失や盗難に備え、荷物内でダブルで保管する。 • ポンプ使用の可否は、渡航先によるため、事前に要確認。

★ポンプやSAP、皮膚装着センサーについては、出発前に主治医、メーカー、航空会社に確認する。

B タバコは吸える？

　タバコにはタール、ニコチン、一酸化炭素など多くの有害成分が含まれており、喫煙で血管が収縮し、血液の流れが悪くなります。心臓や血管にも大きな影響があり、動脈硬化が進行して、狭心症や心筋梗塞、脳卒中、閉塞性動脈硬化症などの引き金になります。糖尿病患者さんでなくても禁煙は大切ですが、糖尿病の患者さんは血管合併症を起こしやすいため、喫煙が加わると、合併症が早く進むことになります。喫煙はさまざまながんの原因にもなりますので、強い意志をもって禁煙しましょう。

表4 飲酒の弊害と飲酒の条件

飲酒の弊害	・アルコールの食欲増進作用で食べすぎてしまう。 ・アルコールによる脂肪肝の悪化 ・アルコールによる低血糖の危険性
飲酒の条件	・血糖管理が良好で、糖尿病の合併症がない。 ・膵臓や肝臓の病気がない。 ・狭心症・心筋梗塞や脳卒中などの動脈硬化による病気がない。 ・肥満、高血圧、脂質異常症や痛風などがない。 ・アルコールを飲み始めても必ず決められた量でとどめることができる。
飲酒の許容量	・一般的には1日総量25g（2単位）までを許容量とする。 　許容量　・ビール　　　約1缶：400mL 　　　　　・日本酒　　　約0.8合：140mL 　　　　　・焼酎　　　　約0.4〜0.6合：80〜100mL 　　　　　・ワイン　　　約グラス3杯：200mL 　　　　　・ウィスキー　約ダブル1杯：60mL

最近は禁煙補助薬も使用可能で、専門外来もあります。

Ⓒ 嗜好品は？

　おやつは血糖の管理状態を乱す大きな原因となります。お菓子や果物、ジュースなどには砂糖が多く含まれており、血糖値を急激に上昇させるためです。また、中性脂肪を上昇させて内臓脂肪が蓄積する原因にもなります。甘いおやつはできるだけ摂らないことが重要です。甘味が必要な場合には人工甘味料を用いるとよいでしょう。

　最近では、人工甘味料などを使用して工夫した、1個で80キロカロリーほどに抑えたケーキやアイスクリーム、ゼロキロカロリーのジュースなども販売されています。食べすぎ飲みすぎは禁物ですが、上手に利用することで間食を楽しむことも可能です。コーヒーを飲む習慣のある場合に糖尿病になりにくいことを示す報告があります。

医療者のための　患者さんへの情報提供のポイント

　糖尿病であっても治療の状態が良好で合併症もない場合、また、たとえ合併症があってもできる限り健康な人と変わらない人生を送ることができます。

[家庭生活]

✓ 糖尿病であっても結婚・妊娠・出産に支障はありません。

✓ 妊娠中の血糖管理が良好でないと流早産や妊娠高血圧症候群など母体への影響と、巨大児や先天異常など胎児への影響が大きくなりますので、妊娠・出産を希望する場合には、妊娠前から厳格な血糖管理をおこないます（計画妊娠）。

✓ 糖尿病になりやすい体質は遺伝しますので、糖尿病の親族がいる場合には糖尿病になりやすい環境から遠ざかる努力をしましょう。

✓ 糖尿病患者さんにとって家族関係は重要で、家族の協力は不可欠です。

[職業と職場での対応]

✓ 糖尿病であることにより、職業選択や昇進、職場での人間関係に影響があってはいけません。

✓ 糖尿病であってもどのような職業に就くことも可能ですが、一部制約のあることがあります。人命を預かる職業運転手については、安全上の理由から制限や条件があります。経口薬やインスリン注射で治療中の患者はパイロット免許の取得ができません。

✓ 職場に糖尿病であることを知らせるかはプライバシーの問題ですので、個人の判断次第です。職場の上司や同僚に糖尿病であることを告げておくほうが、職場環境や人間関係は良好に保たれます。

[運転免許と保険]

✓ 糖尿病であることだけで運転免許の取得・更新の制約にはなりません。

✓ 無自覚性低血糖の経験がある場合、運転適正相談を受けることをお勧めします。

✓ 加入できる生命保険も増えましたが、内容をよく把握し、希望に合ったものを選択しましょう。

15. 日常生活で糖尿病と上手に付き合うには？

［余暇］

✓ スポーツや旅行を楽しむことは可能です。補食やインスリン量、打つタイミングなどの調整を要することがあります。

［酒・たばこ・嗜好品］

✓ 糖尿病であっても肝機能障害がなく、血糖の管理状態が著しく悪化しているとき以外は量を限った飲酒は可能です。飲酒に伴う過食や低血糖には要注意です。

✓ 喫煙は糖尿病合併症や動脈硬化の危険因子であり原則禁煙です。

Q & A

Q1　海外旅行の際のインスリン注射について注意点を教えてください。
A1

　1．航空会社へは、事前に、糖尿病であり、インスリン注射をしていることを伝え、化粧室に近い通路側の座席を予約しましょう。機内食として糖尿病食を依頼し、食事のカロリー、配膳時間、回数を伝えてください。

　2．インスリン製剤はかならず機内へ持ち込みます。あらかじめ主治医と相談し、インスリンであることの証明に必要な書類を準備し、時差がある場合はインスリン注射の調節方法の指導を受けてください。

　3．インスリンを注射するときは、皮膚を消毒するためのアルコール綿を携帯してください。低血糖のときに対処できるよう、ブドウ糖あるいは糖質の入った清涼飲料水を携帯しましょう。日本糖尿病協会で発行している英文カード「Diabetic Data Book」が巻末にありますので、利用してください。

Q2　親が2型糖尿病の場合、必ず糖尿病になってしまうのでしょうか？
A2

　2型糖尿病は、環境因子と遺伝因子の両方が関与して発症します。2型糖尿病は、遺伝病そのものではありませんが、糖尿病になりやすい種々の遺伝子変異が知られており、親が2型糖尿病の場合にはその子も発症しやすい傾向はあります。また、発症に関与する環境因子として、肥満、過食（とくに高脂肪食）、運動不足、ストレス、加齢などがあげられます。血縁者に複数の糖尿病の患者さんがいる場合には、糖尿病の発症を未然に防ぐため、食生活などのライフスタイルが乱れないよう、日ごろから注意することが大切です。

Q3　病院に来るときは、朝ご飯を食べないほうがいいんですか？
A3

　朝ご飯を食べて約2時間前後で採血や採尿の検査をおこなうことが一般的になってきています。そこで、とくに主治医から説明がない場合には食べてから受診してください。その理由は、①「食後高血糖」が動脈硬化症の発症や進展に密接な関係がある、②糖尿病の初期では空腹時血糖が正常で「食後

高血糖」が見逃されやすい（HbA1c 値は初期では正常範囲内であることが多い）、③糖尿病の薬で治療している場合には食べずに検査すると「時間的なずれ」によりいつもよりも血糖値が高くなる、④朝食が妨げられるため患者さんの負担が大きくなる、などがあげられています。

Q4　糖尿病とがんは関係ありますか？
A4

　糖尿病があると、肝臓がん、膵臓がん、大腸がんを発症する危険性が 1.5 〜2 倍ほどとなることがわかり、糖尿病とがんとの関係が示されています。糖尿病治療のみならずがんの予防のためにも、食事・運動療法、禁煙・節酒や肥満解消などが重要となります。また、がんの早期発見と治療のために、症状がなくても定期的な健診を受けましょう。

Q5　食事中の炭水化物、糖質の量を簡単に計算する方法はありますか？
A5

　一般的な日本食の場合、米飯の量が重要です。米飯 100 g で糖質 35 g、150 g で糖質 55 g です。肉・魚・卵は、味付けなければ糖質 0、味付けることで糖質が加わります。おかずでは主菜の大皿は糖質 10 g、副菜の小皿は糖質 5 g になることが多く、おかずの合計は糖質 20 g 程度になることが多いです。米飯の糖質に加えて計算します。芋以外の野菜はカウントしません。芋類は卵サイズで糖質 10 g です。その他の糖質量は、6 枚切り食パン 1 枚で 30 g、ロールパン 1 個で 15 g、クロワッサン 1 個で 20 g、うどん 1 玉で 45 g、パスタ 1 人前で 55 g、ジュースは 100 mL で 10 g などを覚えておくことで糖質量を簡単に計算できます。

Q6　糖尿病の飲み薬を飲み忘れてしまったときは、どうしたらよいでしょうか？
A6

　α-グルコシダーゼ阻害薬・速効型インスリン分泌促進薬：その食事の分は飲まずに、次の食事の分から再開してください。
　スルホニル尿素（SU）薬：朝 1 回だけ服用している場合や朝・夕の 2 回服用している場合で朝の飲み薬を飲み忘れてしまったときは、その食事の分は飲まずに、昼に朝の半量を内服してください。夕の飲み薬を飲み忘れてしまっ

たときは、その食事の分は飲まずに、翌日から再開してください。1日3回服用している場合はその食事の分は飲まずに、次の食事の分から再開してください。

その他の薬：飲み忘れに気づいた時点で内服してください。

以上は原則です。普段から飲み忘れてしまったときの対応について、主治医と相談しておくとよいでしょう。

Q7 妊娠中の低血糖はよくないのですか？
A7

糖尿病のない妊婦さんの場合、空腹時血糖値は70mg/dL前後なので、1型糖尿病の妊婦さんで、血糖値が70未満の場合に、低血糖としてブドウ糖摂取・補食の対応は必ずしも必要ない場合もあります。インスリン治療法（SAP使用など）や無自覚性低血糖のリスクなども考慮し、低血糖の値については個別に設定することが望ましいと考えられます。

しかしながら、インスリン使用中の1型糖尿病の妊婦さんは、血糖値が急に下がることがあるので血糖の変動に注意しましょう。なぜなら、低血糖により、その後の血糖管理が困難となるだけでなく、昏睡やけいれん、事故などの重大な合併症が生じうるからです。無症候性低血糖の方は、とくに注意が必要です。血糖自己測定の回数を増やしたり、適宜補食をとることにより、継続して血糖値を適正な範囲に保てるようにすることが大切です。ただし、胎児はブドウ糖以外にケトン体などもエネルギーとして利用できますので、低血糖そのものが胎児に重大な悪影響を及ぼすことはありません。

Q8 糖尿病性昏睡とはどのようなことですか？
A8

インスリン作用が高度に不足したときに起こる、高血糖に伴う意識障害をいいます。これはインスリン注射の中止、感染症、暴飲暴食、ステロイドなどの薬剤が誘因となります。口渇、多尿、全身倦怠、吐き気や嘔吐などの症状がみられ、意識障害にいたります。できるだけ早く病院での治療を必要とし、インスリンの静脈内投与や輸液をおこないます。糖尿病性昏睡を予防するためには、インスリン注射を勝手に中止しない、感染症に注意することなどが大切で、普段から継続して血糖値を適正な範囲に保てるようにしましょう。

Q9　血糖値が 50mg/dL 以下になっても低血糖症状が出ませんが、問題ないでしょうか？

A9

　このような状態を無自覚性低血糖といいます。原因は自律神経反応が障害されていたり、頻発する低血糖により血糖値を上げるホルモンの反応が低下するためと考えられています。無自覚性低血糖は、重症低血糖につながることも多く、主治医の先生に相談して治療法を見直す必要があります。現在は24時間の血糖変動を測定できる CGM（持続血糖モニター）もあります。低血糖をなくすことによって、低血糖に対する反応が回復することもあります。

Q10　シックデイではどのようなものを食べたらよいですか？

A10

　シックデイで食事が摂れないとエネルギー源として体内の脂肪が使われ、血液が酸性に傾き意識消失を起こす可能性があります。その予防のため、すぐにエネルギーとなる消化のよい炭水化物（お粥・雑炊・うどん・果物など）を摂取するとよいでしょう。また、嘔吐や下痢が続く場合は水分・ミネラルが失われやすく、脱水を起こすことがあるので、みそ汁・野菜スープ・果物ジュース・経口補水液などの摂取が勧められます。しかし、水分・ミネラルの補給時には、単純糖質やナトリウムの摂りすぎに注意が必要です。また、体を冷やす冷たいものより体が温まるものがよく、ジュースなども冷えていないものをゆっくりと飲むようにしましょう。

Q11　お酒を飲むとなぜ低血糖になったり、高血糖になったりするのですか？

A11

　私たちには、血糖値が過度に下がると、肝臓内に蓄えた糖分を放出して、低血糖を防ぐ仕組みが備わっています。お酒には肝臓内に蓄えられた糖分を消費したり、肝臓からの糖の放出を抑える作用があるため、薬を飲んでいなくても低血糖を生じることがあります。さらに、糖尿病の薬を使っている人が飲酒すると薬の作用が強まり、思わぬ低血糖を起こすこともあります。一方、お酒のなかのアルコール自体に血糖値を上げる作用はありませんが、お酒に含まれる糖分は血糖値を上昇させます。さらにお酒には食欲増進作用もあるため、酔いも相まってついつい食べすぎ、高血糖になる患者さんも多い

ので注意が必要です。

Q12　学校生活のなかで食事や運動はどのようにすればよいですか？
A12

　学校生活のなかで基本的には食事や運動に何の制限もありません。食事の量を制限することは、子どもの成長に悪影響を与えます。したがって、給食は、糖尿病を持たない子どもと同じものを食べましょう。今は食事に含まれる炭水化物・糖質の量に従って、追加インスリン量を決定するカーボカウントが主流になっているので、あらかじめ糖質・炭水化物の量を計算して知っておく必要があります。運動に関しては、強度にかかわらずすべての運動に参加可能ですが、運動中や運動後の低血糖の発生には十分に注意しましょう。あらかじめ運動する時間帯に影響するインスリンの投与量を減らしたり、運動前に補食することで低血糖の発生を予防することが大切です。

Q13　会合などでどうしてもお酒を飲んだりコース料理を食べないといけないときの対処法を教えてください。
A13

　糖尿病であることを周りの人に知っておいてもらうことで、お酒を断ったり料理を残したりすることは可能ですが、むずかしければ注いでもらったお酒に一口だけは口をつける、メイン料理が選べれば魚料理を選択する、少しずつ料理を残すなど周りに気づかれにくい方法を探しましょう。血糖の管理状態が安定していれば1食くらいは糖尿病のことを忘れて適度に楽しむことも大切です。

memo

おわりに

　種々の団体が糖尿病とともに生活を送る人たちやその家族を手助けするために活動しています。

日本糖尿病学会

　1958年に設立された糖尿病に関する学術団体で約17,500人の学会員、うち6,700名の専門医が会員として活動しています。「年次集会」「糖尿病学の進歩」などの学術集会を開催するとともに学術雑誌「糖尿病」を発行しています。全国7ブロックの地方会でも、年次集会や糖尿病セミナーなどの学術活動がおこなわれています。なかでも、糖尿病に関する学術研究の推進は日本糖尿病学会の主要な活動のひとつです。

日本糖尿病協会

　1961年に発足し2013年からは公益社団法人となった団体で、糖尿病の正しい知識の普及啓発、調査研究、国際交流を実施することを目的としています。糖尿病のある人とその家族、および医療スタッフや市民、企業など約100,000人が会員として活動し、診療所や病院の医療スタッフで作られている「友の会」も約1,600を数えています。「年次学術集会」や「小児糖尿病カンファレンス」の開催や「小児糖尿病キャンプ」の後援をしています。雑誌「さかえ」が月1回発行され、糖尿病の知識の普及のみならず、会員同士の情報交換も活発におこなわれています。

日本糖尿病療養指導士認定機構

　糖尿病の療養指導は医師・看護師・栄養士・薬剤師・検査技師などの医療スタッフがチームで協力しておこないますが、その糖尿病療養指導の専門家を育てるのが日本糖尿病療養指導士認定機構です。現在まで約20,000人の糖尿病療養指導士が認定されています。本機構では糖尿病療養指導士の認定だけではなく、糖尿病療養指導士の資格取得のためのセミナーや、資格取得後の研修会などを開催しています。

協会名	住所	電話
北海道 糖尿病協会	〒 060-0062　北海道札幌市中央区南 2 条西 1 丁目 1 医療法人 萬田記念病院	011-231-4032
青森県 糖尿病協会	〒 036-8562　青森県弘前市在府町 5 弘前大学大学院医学研究科 内分泌代謝内科学講座	0172-39-5062
秋田県 糖尿病協会	〒 010-8543　秋田県秋田市本道 1-1-1 秋田大学大学院医学系研究科 内分泌・代謝・老年内科学	018-884-6769
岩手県 糖尿病協会	〒 028-3695　岩手県紫波郡矢巾町医大通 2 丁目 1-1 岩手医科大学医学部 内科学講座糖尿病・代謝・内分泌内科分野	019-623-7111 （内 6271）
山形県 糖尿病協会	〒 990-8545　山形県山形市沖町 79-1 済生会山形済生病院	023-682-1111
宮城県 糖尿病協会	〒 980-8575　宮城県仙台市青葉区星陵町 4-1 東北大学加齢医学研究所プロジェクト棟 5F 糖尿病代謝科内	022-717-7611
福島県 糖尿病協会	〒 963-8558　福島県郡山市西ノ内 2-5-20 太田西ノ内病院 庶務課	024-925-1188
茨城県 糖尿病協会	〒 311-0113　茨城県那珂市中台 745-5 医療法人健清会 那珂記念クリニック内	029-353-2800
群馬県 糖尿病協会	〒 371-8511　群馬県前橋市昭和町 3-39-22 群馬大学医学部附属病院 内分泌糖尿病内科	027-220-7111 （内 8121）
栃木県 糖尿病協会	〒 321-0293　栃木県下都賀郡壬生町北小林 880 獨協医科大学病院 内分泌代謝内科	0282-87-2150
東京都 糖尿病協会	〒 151-0021　東京都渋谷区恵比寿西 2-19-9 フランセスビル 1F 東京都糖尿病協会事務局	03-6892-2962
千葉県 糖尿病協会	〒 260-0027　千葉県千葉市中央区新田町 1-16 井上記念病院 栄養課	043-245-8808
埼玉県 糖尿病協会	〒 330-8503　埼玉県さいたま市大宮区天沼町 1-847 自治医科大学附属さいたま医療センター	048-681-0526
神奈川県 糖尿病協会	〒 210-0013　神奈川県川崎市川崎区新川通 12-1 川崎市立川崎病院 糖尿病内科	080-8815-1234
山梨県 糖尿病協会	〒 409-3898　山梨県中央市下河東 1110 山梨大学医学部 糖尿病・内分泌内科	055-273-9602
長野県 糖尿病協会	〒 385-8558　長野県佐久市岩村田 1862-1 佐久市立国保浅間総合病院	FAX 0267-67-4920
新潟県 糖尿病協会	〒 951-8510　新潟県新潟市中央区旭町通 1 番町 754 新潟大学医歯学総合病院 血液・内分泌・代謝内科医局内	025-368-9026
静岡県 糖尿病協会	〒 420-8527　静岡県静岡市葵区北安東 4-27-1 静岡県立総合病院 栄養管理室	054-247-6134
愛知県 糖尿病協会	〒 480-1195　愛知県長久手市岩作雁又 1 番地 1 愛知医科大学医学部 内科学講座糖尿病内科	0561-63-1682
三重県 糖尿病協会	〒 510-0016　三重県四日市市羽津山町 10-8 JCHO 四日市羽津医療センター	059-331-2000
岐阜県 糖尿病協会	〒 501-1194　岐阜県岐阜市柳戸 1-1 岐阜大学病院 糖尿病代謝内科内	058-230-6378
富山県 糖尿病協会	〒 930-0859　富山県富山市牛島本町 2-1-58 富山赤十字病院 医療社会事業部	076-433-8843
石川県 糖尿病協会	〒 923-0012　石川県小松市東蛭川町丁 137-4 石川県糖尿病協会事務局	0761-21-0965
福井県 糖尿病協会	〒 910-0003　福井県福井市松本 4-5-10 医療法人 初生会 福井中央クリニック 内科	0776-24-2410

協会名	住所	電話
滋賀県 糖尿病協会	〒 520-8511　滋賀県大津市長等 1-1-35 大津赤十字病院 栄養課	077-522-4131
京都府 糖尿病協会	〒 602-8566　京都府京都市上京区河原町通 広小路上る梶井町 465 京都府立医科大学附属病院 内分泌・免疫内科	070-5267-1929
大阪府 糖尿病協会	〒 565-0871　大阪府吹田市山田丘 2-2（B5） 大阪大学大学院医学系研究科 内分泌・代謝内科学	06-6879-3743
和歌山県 糖尿病協会	〒 641-8509　和歌山県和歌山市紀三井寺 811-1 和歌山県立医科大学付属病院 第 1 内科医局内	073-445-9436
奈良県 糖尿病協会	〒 634-8522　奈良県橿原市四条町 840 奈良県立医科大学 糖尿病学講座	0744-22-3051
兵庫県 糖尿病協会	〒 650-0017　兵庫県神戸市中央区楠町 7-5-1 神戸大学大学院医学研究科 内科学講座糖尿病・内分泌内科学部門	078-382-5868
岡山県 糖尿病協会	〒 700-8558　岡山県岡山市北区鹿田町 2-5-1 岡山大学医学部 腎・免疫・内分泌代謝内科学教室内	086-235-7235
広島県 糖尿病協会	〒 734-8551　広島県広島市南区霞 1-2-3 広島大学病院 内分泌・糖尿病内科	082-257-1784
鳥取県 糖尿病協会	〒 683-0846　鳥取県米子市安倍 200-1 住吉内科眼科クリニック内	0859-24-1151
島根県 糖尿病協会	〒 690-8506　島根県松江市母衣町 200 松江赤十字病院 栄養課	0852-61-9854
山口県 糖尿病協会	〒 755-8505　山口県宇部市南小串 1-1-1 山口大学 第三内科	0836-22-2251
香川県 糖尿病協会	〒 761-0793　香川県木田郡三木町池戸 1750-1 香川大学医学部 内分泌代謝・先端医療・臨床検査医学講座内	087-891-2230
徳島県 糖尿病協会	〒 770-8503　徳島県徳島市蔵本町 3-18-15 徳島大学先端酵素学研究所 糖尿病臨床・研究開発センター	088-633-7587
高知県 糖尿病協会	〒 783-8505　高知県南国市岡豊町小蓮 高知大学医学部 内分泌・腎臓内科学（第二内科）	088-880-2343
愛媛県 糖尿病協会	〒 791-0295　愛媛県東温市志津川 454 愛媛大学大学院医学系研究科 糖尿病内科	080-5667-2786
福岡県 糖尿病協会	〒 812-8582　福岡県福岡市東区馬出 3-1-1 九州大学医学部 病態機能内科学（第 2 内科）	092-631-0656
大分県 糖尿病協会	〒 879-5593　大分県由布市挟間町医大ヶ丘 1-1 大分大学医学部 看護学科	097-586-5089
佐賀県 糖尿病協会	〒 849-8501　佐賀県佐賀市鍋島 5-1-1 佐賀大学医学部 看護学科棟 5F	0952-34-2551
長崎県 糖尿病協会	〒 852-8034　長崎県長崎市城栄町 32-20 城栄メディカルビル 4F みどりクリニック	
熊本県 糖尿病協会	〒 862-0901　熊本県熊本市東区東町 4-11-1 熊本県総合保健センター 管理棟 3 階	096-365-5414
宮崎県 糖尿病協会	〒 880-0034　宮崎県宮崎市矢の先町 150-1 平和台病院 1 階	0985-22-8015
鹿児島県 糖尿病協会	〒 890-8520　鹿児島県鹿児島市桜ケ丘 8-35-1 鹿児島大学病院 糖尿病・内分泌内科医局内	099-275-6436
沖縄県 糖尿病協会	〒 900-0031　沖縄県那覇市若狭 3-2-26 沖縄県糖尿病協会	098-957-9184
本部	〒 102-0083　東京都千代田区麹町 2-2-4　麹町セントラルビル 8F 電話：03-3514-1721　FAX：03-3514-1725 ホームページ：https://www.nittokyo.or.jp　E-mail：office@nittokyo.or.jp	

付録：BMI（Body Mass Index）一覧表

$$BMI=体重（kg）÷［身長（m）×身長（m）］$$

身長(cm) \ BMI	20	21	目標体重 22	23	24	25	26	27	28	29	30
140	39.2	41.2	43.1	45.1	47.0	49.0	51.0	52.9	54.9	56.8	58.8
141	39.8	41.8	43.7	45.7	47.7	49.7	51.7	53.7	55.7	57.7	59.6
142	40.3	42.3	44.4	46.4	48.4	50.4	52.4	54.4	56.5	58.5	60.5
143	40.9	42.9	45.0	47.0	49.1	51.1	53.2	55.2	57.3	59.3	61.3
144	41.5	43.5	45.6	47.7	49.8	51.8	53.9	56.0	58.1	60.1	62.2
145	42.1	44.2	46.3	48.4	50.5	52.6	54.7	56.8	58.9	61.0	63.1
146	42.6	44.8	46.9	49.0	51.2	53.3	55.4	57.6	59.7	61.8	63.9
147	43.2	45.4	47.5	49.7	51.9	54.0	56.2	58.3	60.5	62.7	64.8
148	43.8	46.0	48.2	50.4	52.6	54.8	57.0	59.1	61.3	63.5	65.7
149	44.4	46.6	48.8	51.1	53.3	55.5	57.7	59.9	62.2	64.4	66.6
150	45.0	47.3	49.5	51.8	54.0	56.3	58.5	60.8	63.0	65.3	67.5
151	45.6	47.9	50.2	52.4	54.7	57.0	59.3	61.6	63.8	66.1	68.4
152	46.2	48.5	50.8	53.1	55.4	57.8	60.1	62.4	64.7	67.0	69.3
153	46.8	49.2	51.5	53.8	56.2	58.5	60.9	63.2	65.5	67.9	70.2
154	47.4	49.8	52.2	54.5	56.9	59.3	61.7	64.0	66.4	68.8	71.1
155	48.1	50.5	52.9	55.3	57.7	60.1	62.5	64.9	67.3	69.7	72.1
156	48.7	51.1	53.5	56.0	58.4	60.8	63.3	65.7	68.1	70.6	73.0
157	49.3	51.8	54.2	56.7	59.2	61.6	64.1	66.6	69.0	71.5	73.9
158	49.9	52.4	54.9	57.4	59.9	62.4	64.9	67.4	69.9	72.4	74.9
159	50.6	53.1	55.6	58.1	60.7	63.2	65.7	68.3	70.8	73.3	75.8
160	51.2	53.8	56.3	58.9	61.4	64.0	66.6	69.1	71.7	74.2	76.8
161	51.8	54.4	57.0	59.6	62.2	64.8	67.4	70.0	72.6	75.2	77.8
162	52.5	55.1	57.7	60.4	63.0	65.6	68.2	70.9	73.5	76.1	78.7
163	53.1	55.8	58.5	61.1	63.8	66.4	69.1	71.7	74.4	77.1	79.7
164	53.8	56.5	59.2	61.9	64.6	67.2	69.9	72.6	75.3	78.0	80.7

（25〜30は肥満）

身長(cm) \ BMI	20	21	22	23	24	25	26	27	28	29	30
165	54.5	57.2	59.9	62.6	65.3	68.1	70.8	73.5	76.2	79.0	81.7
166	55.1	57.9	60.6	63.4	66.1	68.9	71.6	74.4	77.2	79.9	82.7
167	55.8	58.6	61.4	64.1	66.9	69.7	72.5	75.3	78.1	80.9	83.7
168	56.4	59.3	62.1	64.9	67.7	70.6	73.4	76.2	79.0	81.8	84.7
169	57.1	60.0	62.8	65.7	68.5	71.4	74.3	77.1	80.0	82.8	85.7
170	57.8	60.7	63.6	66.5	69.4	72.3	75.1	78.0	80.9	83.8	86.7
171	58.5	61.4	64.3	67.3	70.2	73.1	76.0	79.0	81.9	84.8	87.7
172	59.2	62.1	65.1	68.0	71.0	74.0	76.9	79.9	82.8	85.8	88.8
173	59.9	62.9	65.8	68.8	71.8	74.8	77.8	80.8	83.8	86.8	89.8
174	60.6	63.6	66.6	69.6	72.7	75.7	78.7	81.7	84.8	87.8	90.8
175	61.3	64.3	67.4	70.4	73.5	76.6	79.6	82.7	85.8	88.8	91.9
176	62.0	65.0	68.1	71.2	74.3	77.4	80.5	83.6	86.7	89.8	92.9
177	62.7	65.8	68.9	72.1	75.2	78.3	81.5	84.6	87.7	90.9	94.0
178	63.4	66.5	69.7	72.9	76.0	79.2	82.4	85.5	88.7	91.9	95.1
179	64.1	67.3	70.5	73.7	76.9	80.1	83.3	86.5	89.7	92.9	96.1
180	64.8	68.0	71.3	74.5	77.8	81.0	84.2	87.5	90.7	94.0	97.2
181	65.5	68.8	72.1	75.4	78.6	81.9	85.2	88.5	91.7	95.0	98.3
182	66.2	69.6	72.9	76.2	79.5	82.8	86.1	89.4	92.7	96.1	99.4
183	67.0	70.3	73.7	77.0	80.4	83.7	87.1	90.4	93.8	97.1	100.5
184	67.7	71.1	74.5	77.9	81.3	84.6	88.0	91.4	94.8	98.2	101.6
185	68.5	71.9	75.3	78.7	82.1	85.6	89.0	92.4	95.8	99.3	102.7
186	69.2	72.7	76.1	79.6	83.0	86.5	89.9	93.4	96.9	100.3	103.8
187	69.9	73.4	76.9	80.4	83.9	87.4	90.9	94.4	97.9	101.4	104.9
188	70.7	74.2	77.8	81.3	84.8	88.4	91.9	95.4	99.0	102.5	106.0
189	71.4	75.0	78.6	82.2	85.7	89.3	92.9	96.4	100.0	103.6	107.2
190	72.2	75.8	79.4	83.0	86.6	90.3	93.9	97.5	101.1	104.7	108.3

索 引

利益相反に関して

日本糖尿病学会「糖尿病治療の手びき」編集委員会では，委員・担当理事・執筆者と糖尿病および関連疾患に関与する企業との間の経済的関係につき，以下の基準で過去 3 年間の利益相反状況の申告を得た.

<利益相反開示項目> 該当する場合は具体的な企業名(団体名)を記載. 該当しない場合は「該当なし」を記載する.

A. 申告者の申告事項
1. 企業や営利を目的とした団体の役員，顧問職の有無と報酬額（1 つの企業・団体からの報酬額が年間 100 万円以上）
2. 株の保有と，その株式から得られる利益（1 つの企業の年間の利益が 100 万円以上，あるいは当該株式の 5%以上を保有する場合）
3. 企業や営利を目的とした団体から支払われた特許権使用料（1 つの特許使権用料が年間 100 万円以上）
4. 企業や営利を目的とした団体から会議の出席（発表，助言など）に対し，研究者を拘束した時間・労力に対して支払われた日当，講演料など（1 つの企業・団体からの年間の講演料が合計 50 万円以上）
5. 企業や営利を目的とした団体がパンフレットなどの執筆に対して支払った原稿料（1 つの企業・団体からの年間の原稿料が合計 50 万円以上）
6. 企業や営利を目的とした団体が提供する研究費（1 つの企業・団体から医学系研究（共同研究, 受託研究, 治験など）に対して申告者が実質的に使途を決定し得る研究契約金の総額が年間 100 万円以上）
7. 企業や営利を目的とした団体が提供する奨学（奨励）寄附金（1 つの企業・団体から申告者個人または申告者が所属する講座・分野または研究室に対して申告者が実質的に使途を決定し得る寄附金の総額が年間 100 万円以上）
8. 企業などが提供する寄附講座に申告者らが所属している場合
9. 研究とは直接に関係しない旅行，贈答品などの提供（1 つの企業・団体から受けた報酬総額が年間 5 万円以上）

B. 申告者の配偶者，一親等内の親族，または収入・財産を共有する者の申告事項
1. 企業や営利を目的とした団体の役員，顧問職の有無と報酬額（1 つの企業・団体からの報酬額が年間 100 万円以上）
2. 株の保有と，その株式から得られる利益（1 つの企業の年間の利益が 100 万円以上，あるいは当該株式の 5%以上を有する場合）
3. 企業や営利を目的とした団体から支払われた特許権使用料（1 つの特許権使用料が年間 100 万円以上）

C. 申告者の所属する研究機関・部門の長にかかる institutional COI 開示事項
1. 企業や営利を目的とした団体が提供する研究費（1 つの企業・団体からの研究費が年間 1000 万円以上）
2. 企業や営利を目的とした団体が提供する寄附金（1 つの企業・団体からの寄附金が年間 200 万円以上）
3. その他（株式保有，特許使用料，あるいは投資など）

委員・担当理事・執筆者はすべて「糖尿病治療の手びき 2023（改訂第 58 版増補）」の内容に関して，糖尿病および関連疾患の医療・医学の専門家あるいは専門医として，科学的および医学的公正さと妥当性を担保し，対象となる疾患の診療レベルの向上，対象患者の健康寿命の延伸・QOL の向上を旨として編集作業を行った. 利益相反の扱いに関しては，内科系関連学会の「医学系研究の利益相反（COI）に関する共通指針」に従った.
申告された企業名は以下の通りである.
対象期間は 2020 年 1 月 1 日〜 2022 年 12 月 31 日.
法人名は省略. 企業名は 2022 年 12 月時点の名称とし，開示期間内に社名変更があった企業は旧社名を括弧内に記載.（50 音順）

利益相反項目の開示

氏名	A-1	A-2	A-3	A-4	A-5	A-6	A-7	A-8
	A-9	B-1	B-2	B-3	C-1	C-2	C-3	
東 宏一郎 [委員]	－	－	－	－	－	－	－	－
	－	－	－	－	－	－	－	
五十嵐 雅彦 [委員]	－	－	－	－	－	－	－	－
	－	－	－	－	－	－	－	
石塚 達夫 [委員]	－	－	－	－	－	－	－	－
	－	－	－	－	－	－	－	
稲垣 暢也 [担当理事]			－	MSD，小野薬品工業，協和キリン，サノフィ，住友ファーマ（大日本住友製薬），田辺三菱製薬，日本イーライリリー，日本ベーリンガーインゲルハイム，ノボノルディスクファーマ		asken, Drawbridge,Inc., テルモ	Life Scan Japan, MSD, 小野薬品工業，協和キリン，興和，住友ファーマ（大日本住友製薬），第一三共，武田薬品工業，田辺三菱製薬，日本たばこ産業，日本ベーリンガーインゲルハイム，ノボノルディスクファーマ	－
	－	－	－	－	－	－	－	
浦上 達彦 [執筆者]				アボットジャパン，テルモ，日本イーライリリー，ノボノルディスクファーマ	－			
			－	－	－	－	－	
片上 直人 [委員]	－	－	－	－	－	－	－	興和
	－	－	－	－	－	－	－	
河合 俊英 [委員]	－	－	－	小野薬品工業				
	－	－	－	－	－	－	－	
川村 智行 [執筆者]	－	－	－	アステラス製薬，テルモ，日本イーライリリー，日本メドトロニック，ノボノルディスクファーマ	－	－	－	
	－	－	－	－	－	－	－	
河盛 段 [委員]	－	－	－	－	－	－	－	
	－	－	－	－	－	－	－	
杉山 隆 [執筆者]	－	－	－	エムティーアイ	－	－	－	
	－	－	－	－	－	－	－	
関 直人 [委員]	－	－	－	－	－	－	－	
	－	－	－	－	－	－	－	
関口 雅友 [委員]	－	－	－	－	－	－	－	
	－	－	－	－	－	－	－	
谷澤 幸生 [担当理事]				サノフィ，住友ファーマ（大日本住友製薬），日本イーライリリー，ノボノルディスクファーマ			協和キリン，住友ファーマ（大日本住友製薬），第一三共，武田薬品工業，田辺三菱製薬，帝人ファーマ，日本ベーリンガーインゲルハイム	－
	－	－	－	－	－	－	－	
中塔 辰明 [委員]			－	住友ファーマ（大日本住友製薬），日本イーライリリー，ノボノルディスクファーマ	－	－	－	
	－	－	－	－	－	－	－	
中村 宇大 [委員]	－	－	－	－	－	－	－	
	－	－	－	－	－	－	－	
村上 宏 [委員]	－	－	－	－	－	－	－	
	－	－	－	－	－	－	－	
山根 俊介 [委員]	－	－	－	－	－	－	－	
	－	－	－	－	－	－	－	
吉岡 成人 [委員長]	－	－	－	ノボノルディスクファーマ	－	－	－	
	－	－	－	－	－	－	－	

日本糖尿病学会：組織としての利益相反項目の開示

日本糖尿病学会の事業活動における資金提供を受けた企業を記載する.
（対象期間は 2020 年 1 月 1 日〜 2022 年 12 月 31 日）

1．日本糖尿病学会の事業活動に関連して，資金（寄付金等）を提供した企業名

①共催セミナー

DEXCOM, embecta（BD ダイアベーティズケア），Life Scan Japan, MSD, Noster, アークレイ, アークレイマーケティング, 旭化成ファーマ, アステラス製薬, アストラゼネカ, アボットジャパン, 大塚製薬, 小野薬品工業, キッセイ薬品工業, 協和キリン, ギリアド・サイエンシズ, コヴィディエン ジャパン, 興和, 興和創薬, コスミックコーポレーション, 寿製薬, サノフィ, 三和化学研究所, 塩野義製薬, 神鋼環境ソリューション, 住友ファーマ（大日本住友製薬）, 積水メディカル, 第一三共, 大正製薬, 武田薬品工業, 田辺三菱製薬, 帝人ファーマ, 帝人ヘルスケア, テルモ, ニプロ, 日機装, 日本イーライリリー, 日本ベーリンガーインゲルハイム, 日本ベクトン・ディッキンソン, 日本メドトロニック, ノバルティス ファーマ, ノボ ノルディスク ファーマ, バイエル薬品, ファイザー, 富士薬品, マイラン EPD, 松谷化学工業, マルホ, ミカレア, ミナリスメディカル, 明治, 持田製薬, ロシュ DC ジャパン, ロシュ・ダイアグノスティックス

②賛助会員

embecta（BD ダイアベーティズケア）, H プラス B ライフサイエンス, Life Scan Japan, MSD, Noster, PHC, アークレイマーケティング, アステラス製薬, アストラゼネカ, アボットジャパン, エスアールエル, 小野薬品工業, 科研製薬, キッセイ薬品工業, 協和キリン, 興和, サノフィ, 三和化学研究所, 塩野義製薬, シスメックス, 住友ファーマ（大日本住友製薬）, 積水メディカル, 第一三共, 大正製薬, 武田薬品工業, 田辺三菱製薬, 中外製薬, 帝人ファーマ, テルモ, 東ソー, ニプロ, 日本イーライリリー, 日本成人病予防協会, 日本たばこ産業, 日本ベーリンガーインゲルハイム, 日本メドトロニック, ノボ ノルディスク ファーマ, ハーバー研究所, 文光堂, 堀場製作所, ロシュ DC ジャパン

③研究助成

MSD, アステラス製薬, アボットジャパン, サノフィ, 武田薬品工業, 日本イーライリリー, 日本ベーリンガーインゲルハイム, ノボ ノルディスク ファーマ

④顕彰制度

サノフィ, 日本イーライリリー, ノボ ノルディスク ファーマ

2．本書籍作成に際して，資金提供した企業名

なし

法人名は省略. 企業名は 2022 年 12 月時点の名称とし，開示期間内に社名変更があった企業は旧社名を括弧内に記載.（50 音順）

利益相反に関して

※「糖尿病治療の手びき 2020（改訂第 58 版）」刊行当時のものを再掲しています．

日本糖尿病学会「糖尿病治療の手びき」編集委員会では，委員・担当理事・執筆者と糖尿病および関連疾患に関与する企業との間の経済的関係につき，以下の基準で過去 3 年間の利益相反状況の申告を得た．

＜利益相反開示項目＞　該当する場合は具体的な企業名（団体名）を記載．該当しない場合は「該当なし」を記載する．
1. 企業や営利を目的とした団体の役員，顧問職の有無と報酬額（1 つの企業・団体からの年間 100 万円以上）
2. 株の保有と，その株式から得られる利益（1 つの企業の年間の利益が 100 万円以上，あるいは当該株式の 5% 以上を保有する場合）
3. 企業や営利を目的とした団体から支払われた特許使用料（1 つの特許使用料が年間 100 万円以上）
4. 企業や営利を目的とした団体から会議の出席（発表，助言など）に対し，研究者を拘束した時間・労力に対して支払われた日当，講演料など（1 つの企業・団体からの講演料が年間合計 50 万円以上）
5. 企業や営利を目的とした団体がパンフレットなどの執筆に対して支払った原稿料（1 つの企業・団体からの原稿料が年間合計 50 万円以上）
6. 企業や営利を目的とした団体が提供する研究費（1 つの企業・団体から医学系研究（共同研究，受託研究，治験など）に対して申告者が実質的に使途を決定し得る研究契約金の総額が年間 100 万円以上）
7. 企業や営利を目的とした団体が提供する奨学（奨励）寄附金（1 つの企業・団体から申告者個人または申告者が所属する講座・分野または研究室に対して申告者が実質的に使途を決定し得る寄附金の総額が年間 100 万円以上）
8. 企業などが提供する寄附講座に申告者らが所属している場合
9. 研究とは直接に関係しない旅行，贈答品などの提供（1 つの企業・団体から受けた報酬総額が年間 5 万円以上）

委員・担当理事・執筆者はすべて「糖尿病治療の手びき 2020（改訂第 58 版）」の内容に関して，糖尿病および関連疾患の医療・医学の専門家あるいは専門医として，科学的および医学的公正さと妥当性を担保し，対象となる疾患の診療レベルの向上，対象患者の健康寿命の延伸・QOL の向上を旨として編集作業を行った．利益相反の扱いに関しては，内科系関連学会の「医学系研究の利益相反（COI）に関する共通指針」に従った．
申告された企業名は以下の通りである（対象期間は 2017 年 1 月 1 日〜2019 年 12 月 31 日）．企業名は 2019 年 12 月現在の名称とした（50 音順）．

役割	氏名 (五十音順)	1. 報酬額 (役員，顧問職) 100 万円以上	2. 株式の利益 100 万円以上 or 5%以上 の保有	3. 特許使用料 100 万円以上	4. 講演料 50 万円以上	5. 原稿料 50 万円以上
		6. 研究費・助成金 100 万円以上	7. 奨学（奨励）寄附金 100 万円以上	8. 寄附講座 100 万円以上	9. 旅費，贈答品 5 万円以上	―
委員	五十嵐雅彦	なし	なし	なし	なし	なし
		なし	なし	なし	なし	―
委員	石塚達夫	なし	なし	なし	なし	なし
		なし	なし	なし	なし	―
担当理事	稲垣暢也	なし	なし	なし	アステラス製薬，MSD，小野薬品工業，興和，武田薬品工業，田辺三菱製薬，日本ベーリンガーインゲルハイム，ノボノルディスクファーマ	なし
		第一三共，テルモ，Drawbridge, Inc.	アステラス製薬，MSD，小野薬品工業，キッセイ薬品工業，協和キリン，サノフィ，三和化学研究所，第一三共，大日本住友製薬，武田薬品工業，田辺三菱製薬，帝人ファーマ，日本イーライリリー，日本たばこ産業，日本ベーリンガーインゲルハイム，ノバルティスファーマ，ノボノルディスクファーマ，Life Scan Japan	なし	なし	―

役割	氏名（五十音順）	1. 報酬額（役員，顧問職）100万円以上 / 6. 研究費・助成金 100万円以上	2. 株式の利益 100万円以上 or 5%以上の保有 / 7. 奨学（奨励）寄附金 100万円以上	3. 特許使用料 100万円以上 / 8. 寄附講座 100万円以上	4. 講演料 50万円以上 / 9. 旅費，贈答品 5万円以上	5. 原稿料 50万円以上 / －
執筆者	浦上達彦	なし	なし	なし	サノフィ，JCR ファーマ，テルモ，日本イーライリリー，ノボノルディスクファーマ	なし
		なし	なし	なし	なし	－
前委員	奥屋　茂	なし	なし	なし	なし	なし
		プラケアジェネティクス	なし	なし	なし	－
委員	河合俊英	なし	なし	なし	小野薬品工業	なし
		なし	なし	なし	なし	－
執筆者	川村智行	なし	なし	なし	アッヴィ，サノフィ，日本イーライリリー，ノボノルディスクファーマ	なし
		サノフィ，テルモ，日本イーライリリー，ノボノルディスクファーマ	テルモ	なし	なし	－
委員	河盛　段	なし	なし	なし	なし	なし
		なし	なし	なし	なし	－
執筆者	杉山　隆	なし	なし	なし	なし	なし
		なし	なし	なし	なし	－
委員	関口雅友	なし	なし	なし	なし	なし
		なし	なし	なし	なし	－
委員	関　直人	なし	なし	なし	なし	なし
		なし	なし	なし	なし	－
担当理事	谷澤幸生	なし	なし	なし	アステラス製薬，MSD，小野薬品工業，武田薬品工業，ノボノルディスクファーマ	なし
		シースター	アステラス製薬，MSD，協和キリン，サノフィ，第一三共，大日本住友製薬，武田薬品工業，田辺三菱製薬，日本イーライリリー，日本ベーリンガーインゲルハイム	なし	なし	－
委員	土井康文	なし	なし	なし	なし	なし
		なし	なし	なし	なし	－
委員	長嶋一昭	なし	なし	なし	なし	なし
		なし	なし	なし	なし	－
委員	中塔辰明	なし	なし	なし	大日本住友製薬，武田薬品工業，日本イーライリリー，ノボノルディスクファーマ	なし
		なし	なし	なし	なし	－

役割	氏名 (五十音順)	1. 報酬額 (役員, 顧問職) 100万円以上	2. 株式の利益 100万円以上 or 5%以上 の保有	3. 特許使用料 100万円以上	4. 講演料 50万円以上	5. 原稿料 50万円以上
		6. 研究費・助成金 100万円以上	7. 奨学 (奨励) 寄附金 100万円以上	8. 寄附講座 100万円以上	9. 旅費, 贈答品 5万円以上	—
委員長	前川 聡	なし	なし	なし	アステラス製薬, アストラゼネカ, MSD, サノフィ, 大日本住友製薬, 第一三共, 武田薬品工業, 田辺三菱製薬, 日本イーライリリー, 日本ベーリンガーインゲルハイム, ノボノルディスクファーマ	なし
		アステラス製薬, アストラゼネカ, 協和キリン, サンスター, シミック, 日産化学, 日本ベーリンガーインゲルハイム, 三基商事	アステラス製薬, MSD, 小野薬品工業, 興和, サノフィ, 三和化学研究所, 塩野義製薬, 第一三共, 大日本住友製薬, 武田薬品工業, 田辺三菱製薬, 帝人ファーマ, 日本イーライリリー, 日本ベーリンガーインゲルハイム, ニプロ, ノバルティスファーマ, ノボノルディスクファーマ, バイエル薬品	なし	なし	—
委員	村上 宏	なし	なし	なし	なし	なし
		なし	なし	なし	なし	—
前委員	山本浩司	なし	なし	なし	なし	なし
		なし	なし	なし	なし	—

＊法人表記は省略.

組織としての利益相反

日本糖尿病学会の事業活動における資金提供を受けた企業を記載する (対象期間は 2017年1月1日～2019年12月31日).

1) 日本糖尿病学会の事業活動に関連して, 資金 (寄附金等) を提供した企業名
①共催セミナー
アークレイ, アークレイマーケティング, 旭化成ファーマ, 味の素, あすか製薬, アステラス製薬, アストラゼネカ, アボットジャパン, アボットダイアグノスティクスメディカル, アボットバスキュラージャパン, インボディ・ジャパン, ウェルビー, エア・ブラウン, 栄研化学, エーザイ, エージェリオン ファーマシューティカルズ, エスアールエル, MSD, LSI メディエンス, 大塚製薬, 小野薬品工業, 科研製薬, キッセイ薬品工業, 協和キリン, ギリアド・サイエンシズ, クラシエ薬品, コヴィディエン ジャパン, 興和, コスミックコーポレーション, 寿製薬, サノフィ, 三和化学研究所, 参天製薬, ジョンソン・エンド・ジョンソン, 第一三共, 大正製薬, 大正ファーマ, 大日本住友製薬, 田辺三菱製薬, 武田薬品工業, テルモ, 日機装, ニプロ, 日本イーライリリー, 日本ベーリンガーインゲルハイム, 日本ベクトン・ディッキンソン, 日本メドトロニック, ノバルティスファーマ, ノボノルディスクファーマ, バイエル薬品, はくばく, 日立化成ダイアグノスティックス・システムズ, ファイザー, フクダコーリン, フクダ電子, 富士フイルムファーマ, 富士フイルム富山化学, ヘルシーネットワーク, 堀場製作所, マイラン EPD, 持田製薬, ユネクス, LifeScan Japan, RIZAP, ロシュ DC ジャパン
②賛助会員
アークレイマーケティング, アステラス製薬, アストラゼネカ, アボットジャパン, EA ファーマ, エーザイ, H プラス B ライフサイエンス, エスアールエル, MSD, 小野薬品工業, 科研製薬, キッセイ薬品工業, 協和キリン, 興和, サノフィ, 三和化学研究所, 塩野義製薬, シスメックス, ジョンソン・エンド・ジョンソン, 積水メディカル, 第一三共, 大正製薬, 大正ファーマ, 大日本住友製薬, 武田薬品工業, 田辺三菱製薬, 中外製薬, テルモ, 東ソー, ニプロ, 日本イーライリリー, 日本たばこ産業, 日本ベーリンガーインゲルハイム, 日本メドトロニック, ノボノルディスクファーマ, PHC, 文光堂, 堀場製作所, LifeScan Japan, ロシュ DC ジャパン
③研究助成
アボットジャパン, MSD, サノフィ, 武田薬品工業, 日本イーライリリー, 日本ベーリンガーインゲルハイム, ノボノルディスクファーマ
④顕彰制度
サノフィ, 日本イーライリリー, ノボノルディスクファーマ
2) 糖尿病治療の手びき作成に際して, 資金を提供した企業名
なし

＊法人表記は省略. 企業名は 2019年12月現在の名称とした.

糖尿病治療の手びき 2023（改訂第 58 版増補）

1961 年 10 月 1 日	第 1 版発行
2006 年 2 月 10 日	第 54 版発行
2011 年 6 月 1 日	第 55 版発行
2013 年 7 月 1 日	第 55 版増補発行
2014 年 6 月 5 日	第 56 版発行
2017 年 6 月 1 日	第 57 版第 1 刷発行
2020 年 5 月 30 日	第 58 版第 1 刷発行
2023 年 9 月 20 日	改訂第 58 版増補発行

編・著　一般社団法人　日本糖尿病学会
発行者　公益社団法人　日本糖尿病協会
発行所　株式会社　南江堂
〒113-8410 東京都文京区本郷三丁目 42 番 6 号
☎(出版)03-3811-7236　(営業)03-3811-7239
ホームページ https://www.nankodo.co.jp/
印刷・製本　大日本印刷
装丁　永田早苗

Diabetes Treatment Guide 2023, 58th Edition
© The Japan Diabetes Society, 2023

定価は表紙に表示してあります．
落丁・乱丁の場合はお取り替えいたします．
ご意見・お問い合わせはホームページまでお寄せください．

Printed and Bound in Japan
ISBN978-4-524-21004-6

memo

（切り取って使ってください）

万一にそなえて、カードを
身につけておいてください。

わたしは糖尿病です。
I HAVE DIABETES

意識不明になったり、異常な行動が見られたら、
わたしの携帯している砂糖（ブドウ糖）、または
ジュースか砂糖水を飲ませてください。
それでも回復しない時は、裏面の医療機関に
電話して指示を受けてください。

公益社団法人 **日本糖尿病協会** 発行

**If I am
unconscious, semiconscious
or
BEHAVING ABNORMALLY**

I may be suffering from

HYPOGLYCEMIA

as a result of the overaction of my
diabetes medications, including insulin.

GIVE ME PLEASE GLUCOSE (SUGAR)

in some form-any sugar-containing
soft drink.

I should improve within 10 minutes.

Diabetic Data Book

下記外国語は、「私は糖尿病患者です」を、英語、
フランス語、スペイン語、中国語、ハングル語の順で
表現したものです。

- I am diabetic
- Je suis diabétique
- Soy diabético/a
- 我是糖尿病患者
- 나는 당뇨병환자 입니다

———— see back page ————

My name is :

Mr./Ms. ————————————

Japan Association for
Diabetes Care & Education (JADCE)

氏名： 電話：

住所：

受診医療：
機関名： 主治医名：

カルテ番号： 電話：

治療内容：

RECENT DATA (____/____, _____)
      Day/Month

Mr./Ms. _____

   is on _____ kcal diet

and the following medication:

Morning : (before／after breakfast)
                                    mg
                                    mg
_____ U   U

Noon : (before／after lunch)
                                    mg
                                    mg
_____ U   U

Evening : (before／after dinner)
                                    mg
                                    mg
_____ U   U

Bed time :   U

● Other medications :

_____

● Weight （kg）: _____ BMI: _____ (kg/m^2)
● Plasma glucose （mg/dl）: _____
   fasting: _____
   post prandial （_____ hrs）: _____
● HbA1c （％）: _____
● Blood pressure （mm Hg）: _____
● ECG : normal ／abnormal
● Retinopathy :
   none／minimum／moderate／impaired vision
● Nephropathy :
   BUN （mg／dl）: _____
   Creatinine （mg/dl）: _____
   Proteinuria : ─ ＋ ╫ ╬
● Neuropathy : ─ ＋ ╫ ╬

Signed : _____ , M. D.

Clinic or Hospital :

_____

Phone Number for Emergency :

81 （Japan）_____ _____ _____

医療機器情報カード

私が装着しているセンサーは、血糖連続（持続）測定のための医療機器です。

【機器情報】医療機器の製品名と使用バッテリー

【私の情報】　　　　　　　＊電池のワット時定格量は1.29Whであり、
　　　　　　　　　　　　　国が定める機内持ち込み基準160Wh以下を満たしています。

氏名	住所
担当医療機関名・医師名・電話番号	

私の装着している医療機器は
- 通常の空港の保安検査には影響ありません。
- X線や強度な電波の本品への影響は評価されていないため、ボディスキャナーによる検査の場合は、接触検査または金属探知機による検査を希望します。

☐ 飛行機搭乗中は、センサーでのスキャンは行いません。

なお、強度な磁気または電磁放射、例えば医療用X線、MRI、CTスキャンなどの検査による影響も評価されていません。
そのため検査の際には取り外す必要があります。

Medical Device Information Card

The sensor I am wearing is a medical device to monitor my glucose levels.

<Information about the device> Name of the medical device and the type of

<My personal information> *The lithium ion batterie of FreeStyle Libre Reader have a watt hour rating of 1.29 Wh which is well within the Japan aviation law requirement of 160 Wh or lower.

Name:	Address:
Health care provider's name/doctor or physician's name/phone number	

Regarding the medical device I am wearing:
- It will not affect routine security screening at airports.
- The effects of exposure to x-rays or powerful radio waves on this device have not been assessed; therefore, instead of a full-body scanner, I would like to request another type of screening to be performed,such as a manual inspection or metal detector.

☐ I am not going to perform scanning by the sensor during a flight.

The effects of exposure to powerful magnetism or electromagnetic radiation (for example, medical x-rays, MRI, CT scans, etc.) on the FreeStyle Libre/Libre Pro have not been examined.Therefore, the sensor needs to be removed before such scans.